AF627956

ulmer

Sabrina Herber | Eliane Zimmermann

Aromatherapie *für Kopf und Seele*

Mit ätherischen Ölen gegen Stress, Müdigkeit und trübe Stimmung

Inhalt

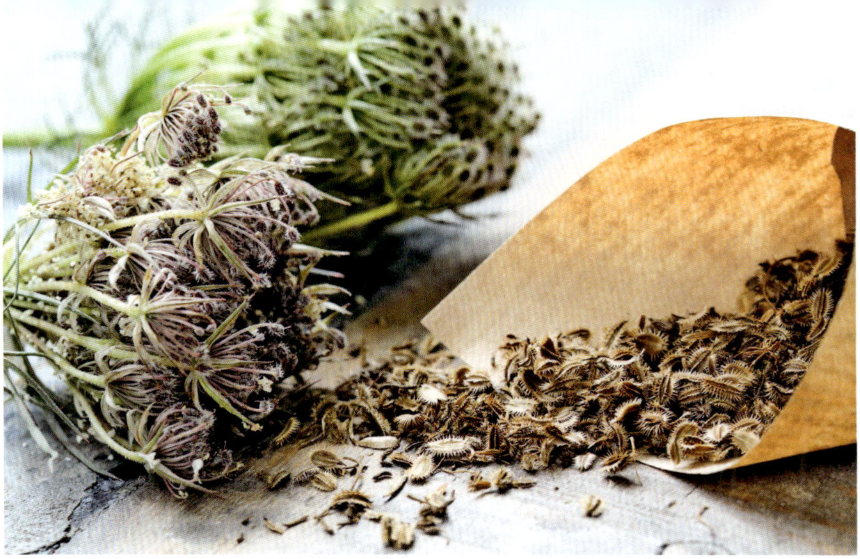

Trübe Gedanken vertreiben – Licht für Herz und Seele 73

Voll elektrifiziert – den Stecker ziehen 93

Den Tag überstehen – ausgeglichen im Hier und Jetzt 109

Das lästige Nachtkarussell 123

Wunderbare und verwundbare Einheit von Körper und Seele 131

Service 154

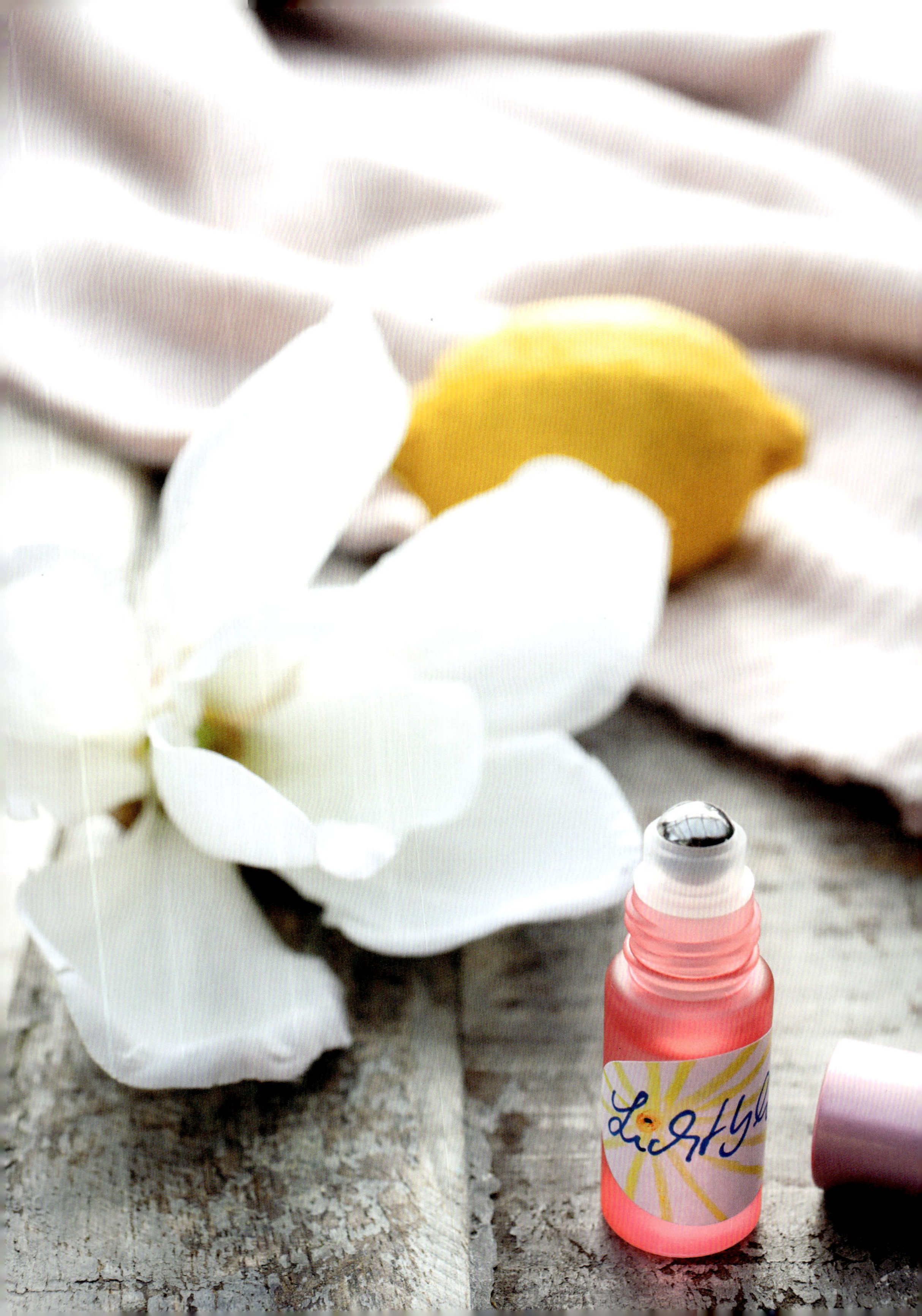

Aromatherapie ist endlich „in“. Was wir uns lange sehnlich wünschten, treibt aktuell kuriose Blüten. Der bewusste, geschulte, verantwortungsvolle Umgang mit ätherischen Ölen kann in vielen gesundheitlichen Notlagen hervorragend helfen und begleiten. Doch inzwischen sind sie Massenware geworden, von wenig fachlich geschulten Menschen – mit seltsamen bis bedenklichen Ratschlägen verbunden – beworben.

Influencerinnen preisen „Aromaöle“ als Lösung für fast alle Probleme des modernen Menschen an. Bereits das oft verwendete Wörtchen „Aromaöle“ deutet an, dass offenbar keine Kenntnis der Definition vorhanden ist: Ätherische Öle werden aus Pflanzen(teilen) destilliert. Das lebendige, duftende Geschenk aus der Pflanzenwelt, die Achtung vor der Natur verschwindet hinter verkaufsfördernden Instant-Tipps.

Seit jeweils gut 30 Jahren interessieren wir uns für alles rund ums Thema ganzheitliche Gesundheit: Sabrina zunächst als begeisterte Mitmacherin eines kleinen Bioladens, Eliane als nicht minder engagierte Hobby-Buchhändlerin. Sie verkaufte Bücher und Zubehör rund ums Gesundbleiben mithilfe der Natur, auch (dubiose) ätherische Öle und die allerersten Bücher zum Thema. Fast genauso lang blicken wir auf unsere beruflichen Tätigkeiten mit ätherischen Ölen zurück. Wir beobachten seitdem, dass Menschen zunehmend im Hamsterrad eines stressigen Alltags und ungesunden Lebensstils gefangen sind. Der Kontakt zu ihren innersten Bedürfnissen scheint immer weniger Platz zu finden.

Die jüngste Vergangenheit machte uns bewusst, wie verwundbar wir sind. „Angst essen Seele auf“ – in dieser Redewendung steckt viel Wahres. Wenn uns diese Emotion regiert, befinden wir uns in einem uralten neuronalen Programm: Unser ganzes System ist auf Flucht eingestellt. Mit unserer modernen Lebensweise werden Adrenalin und andere Power-Hormone nicht zuverlässig abgebaut. Die Regenerationsmechanismen sind aber auf Ruhepausen angewiesen.

Doch der Schlaf leidet – immer mehr Menschen nehmen Schlafmittel. Dazu kommt: An Vitalstoffen arme Ernährung lässt unser „Körpersystem“ aushungern, unser seelisches Gleichgewicht leiden. Denn Neurotransmitter – unsere Glücksbotenstoffe – bestehen aus hochwertigen Eiweißen, essenzielle Fettsäuren sind nötig für „gut geschmierte“ Fühl- und Denkprozesse, ohne einige B-Vitamine läuft auf emotionaler Ebene vieles nicht rund. Die Forschung belegt, dass unsere Happy-Moleküle stark von Gerüchen gesteuert werden. Es gibt zudem reichlich praktische Erfahrung zur Anwendung ätherischer Öle für den Bereich seelischer Balance. Wir beide können uns unser Leben ohne stimmungsaufhellende Düfte gar nicht vorstellen!

Mit diesem Buch lassen wir Sie an unseren eigenen stimmungsaufhellenden Erlebnissen mit Naturdüften teilhaben. Wir wünschen Ihnen, dass manche der Rezeptideen auch bei Ihnen zu einem glücklich(er)en Leben beitragen können.

Eliane Zimmermann & Sabrina Herber

So wirken ätherische Öle

Ätherische Öle beeinflussen gleichermaßen die Psyche wie den Körper; sie können bei vielen psychischen Dysbalancen im Alltag wertvolle Begleiter sein und verbessern unsere Stimmung wie auch unser allgemeines Befinden.

Die Wirkung ätherischer Öle beruht auf zwei unterschiedlichen Mechanismen. Sie lösen über den Riechnerv in Bruchteilen von Sekunden emotionale Prozesse aus. Dieser Vorgang ist individuell, eher subjektiv, eng mit der Biografie des jeweiligen Menschen verwoben und wird teils nicht einmal vom Bewusstsein registriert. Werden ätherische Öle dagegen auf die Haut aufgetragen, bewirken sie objektiv messbare Veränderungen in Geweben und Organen.

Viel mehr als nur angenehmer Duft

Ziel der Anwendung ist immer, die Lebensqualität und das Wohlbefinden zu verbessern. Somit arbeiten wir im besten Sinn komplementär, ergänzend. Wir verstehen Aromatherapie und Aromapflege nicht als Alternative zu anderen Behandlungsmethoden, mit ätherischen Ölen wird nicht therapiert. Naturdüfte sind hervorragende Begleiter in Zeiten seelischen Ungleichgewichts, denn sie unterstützen die Ausschüttung von „Glückshormonen“ und können so ein aus der Balance geratenes Nervenkostüm pflegen und aufbauen. Wichtig ist aus unserer Sicht die individuelle Beratung und Betreuung, sodass eine perfekt duftende Rezeptur für genau den Moment im Leben einer Person gefunden wird, in dem sie Hilfe benötigt.

Ätherische Öle sind jedoch keine Allheilmittel, wie gelegentlich behauptet wird, obwohl die Mehrheit der Naturdüfte nachweislich antibakteriell, antimykotisch und auch antiviral wirkt. Im Laufe der Evolution mussten sich Pflanzen diese „Hausapotheke“ zulegen, um ihr Überleben zu sichern. Krankheitskeime lernten so das Fürchten vor diesen Substanzen, der Urmensch dagegen wurde von den Düften angezogen. Er erkannte den heilsamen Wert und setzte fortan die ihm in seiner jeweiligen Umgebung zur Verfügung stehenden Duftstoffe für unterschiedliche Zwecke ein.

In frühen Kulturen war der Einsatz von Düften zunächst den spirituell-religiösen Oberhäuptern vorbehalten. Sie erkannten die stimmungsaufhellende, vermutlich sogar leicht

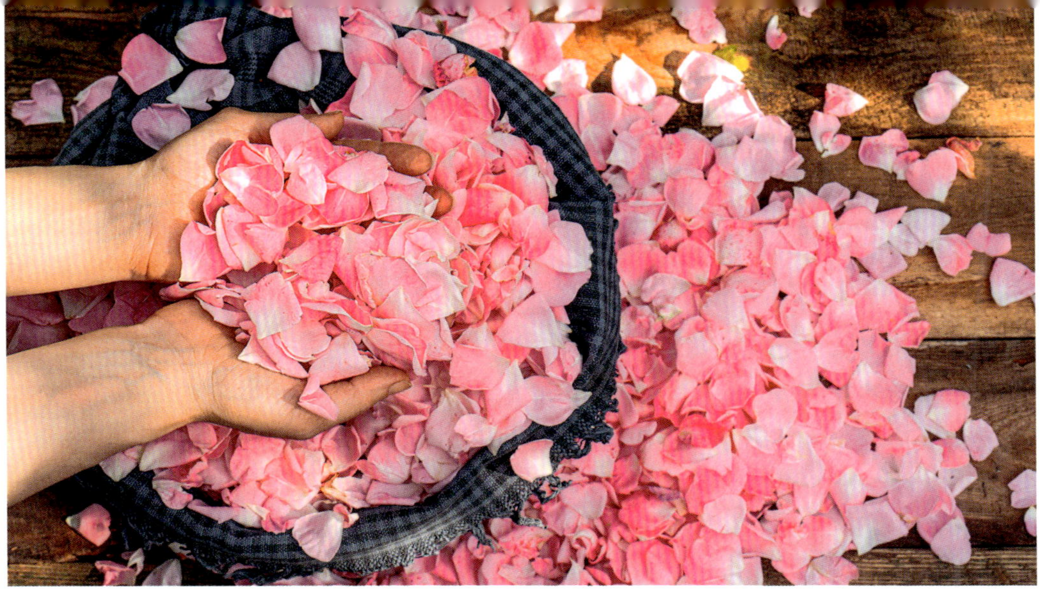

Viele Naturdüfte reagieren nachgewiesenermaßen mit unseren „Wohlfühl-Rezeptoren".

halluzinogene Wirkung einiger Harze und Hölzer (manche Weihrauch-Arten enthalten etwas THC – eine psychoaktive Substanz also –, genau wie Cannabis). Das Räuchern dieser Pflanzenteile wurde als Geschenk an die Gottheiten verstanden: Was sonst können wir kleine Menschen nach oben in den Himmel befördern als aufsteigenden, duftenden Rauch?

„Himmlische" Düfte

Das altertümliche Wort für Himmel lautet „Äther" und bezieht sich in der Chemie auch auf extreme Flüchtigkeit beispielsweise von Gasen. Übersetzen wir den Begriff der schnell verdunstenden ätherischen Öle, sind wir wieder beim Himmel.

Die Wissenschaft sieht das Thema viel sachlicher, was nicht minder wichtig ist. Es handelt sich schließlich um hochkonzentrierte pharmazeutische Substanzen.

Wir können aus der umfangreichen weltweiten Forschungstätigkeit wertvolle Schlüsse für die evidenzbasierte Aromapflege und Aromatherapie ziehen und erfreulicherweise auch auf eine Menge an Studien zurückgreifen, welche die angstlösende Wirkung mancher Riechmoleküle nachweisen konnten. Spitzenreiter der für psychologische Schieflagen untersuchten ätherischen Öle ist Lavendelöl und seine Leitsubstanz Linalylacetat. Deren Wirkmechanismus auf unsere sogenannten GABA-Rezeptoren (Seite 11) ist inzwischen gut untersucht.

Orangenöl gehört ebenfalls zu den Spitzenreitern der angstlösenden Naturdüfte; die Kombination aus diesen beiden ätherischen Ölen ist eine ungemein wertvolle Begleitung in psychisch anspruchsvollen Zeiten. Das Wissen um stimmungsaufhellende Moleküle, um solche Zusammenhänge und um physiologische Vorgänge im menschlichen Körper ist für uns fundamental.

Was genau sind „ätherische Öle"?

Ätherische Öle können aus Hunderten von Pflanzen gewonnen werden. Freigesetzt werden die stark flüchtigen Riechmoleküle von den Gewächsen unter anderem, um Insekten zur Bestäubung anzulocken oder aber Fraßfeinde mit „Störsignalen" zu verschrecken.

Da diese pflanzlichen Signalstoffe so leicht sind, können sie gut mithilfe von heißem Wasserdampf aus den entsprechenden Pflanzengeweben herausgelöst, also destilliert, werden. Die meisten Anbieter konzentrieren sich dabei auf die circa 100 am besten duftenden, unproblematisch anzuwendenden Naturdüfte.

Je nach Pflanze werden unterschiedliche Pflanzenteile geerntet und destilliert: Lavendelöl aus den Blütenrispen, Rosen- und Kamillenöl aus den Blütenköpfen, Rosmarin-, Patchouli-, Pfefferminz- und Rosengeranienöl aus den duftenden Blättern, Zedernöl aus den Holzspänen und Angelikaöl aus den Wurzeln. Auch Samen (gemäß Fachbezeichnung sind es Früchte) wie Fenchel, Kümmel und Koriander werden destilliert.

Manche Blütendüfte können nur durch Wasserdestillation gewonnen werden, die Blüten schwimmen im „Kochwasser", der entstehende Dampf wird aufgefangen: Rose, Kamille und Ylang Ylang.

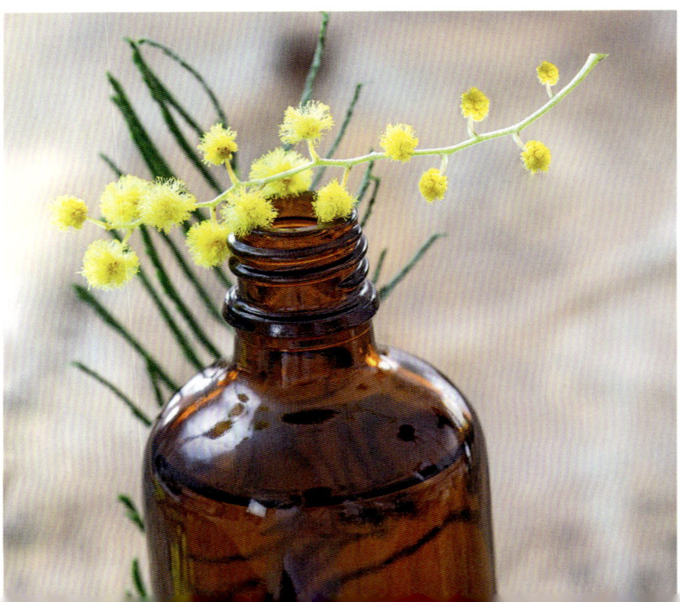

Die Inhaltsstoffe der Naturdüfte variieren nicht nur je nach Verfahren wie Destillation oder Extraktion, sondern auch je nach Pflanzenteil, Anbaugebiet und Erntezeitpunkt.

Essenzen, Extrakte, Absolues

Fruchtschalenöle dagegen werden durch Schälen und Raspeln mit anschließendem „Auswaschen“ und Zentrifugieren gewonnen, der Duft ist ähnlich der frisch geschälten Frucht. Teils werden sie zur Unterscheidung von destillierten Ölen als **Essenzen** bezeichnet.

Bei Vanille, Tonka und Bienenwachs handelt es sich um alkoholische **Extrakte,** gelöst und verdünnt in Trinkalkohol (Ethanol = Weingeist). Es gibt daher kein „Vanilleöl“. Auch manche Harze wie Benzoe werden eher extrahiert als destilliert, die korrekte Bezeichnung lautet **Resinoid**.

Die meisten Blüten sind zu hitzeempfindlich für den Destillationsprozess, ihre Düfte werden mithilfe von Lösungsmitteln gewonnen. Diese müssen nach der Extraktion sorgfältig abgedampft werden, da sie weder gut riechen noch gut für die Gesundheit sind. Blütendüfte, die auf diese Weise gewonnen werden, heißen Rosen **Absolue** und Jasmin Absolue, nicht Rosenöl oder Jasminöl.

Fast alle diese Naturdüfte bestehen als Vielstoffgemische aus oft weit über 100 einzelnen Inhaltsstoffen und sind in ihrer Wirkung sehr komplex. Die Pflanze bildet sie als sekundäre Pflanzenstoffe – neben der Abwehr von Fraßfeinden und dem Anlocken von Insekten zur Bestäubung – auch, um sich vor Krankheiten zu schützen, Umwelteinflüsse wie Trockenheit, Hitze und Kälte zu kompensieren, mit anderen Pflanzen zu kommunizieren.

Konzentriert und kostbar

Naturdüfte sind stark konzentrierte Auszüge aus den unterschiedlichsten Pflanzenteilen, sie sind sozusagen genau das Gegenteil von homöopathischen Mitteln oder Bachblüten-Tropfen. Wer schon einmal eine Destillation von Duft- und Heilpflanzen genießen durfte, erlebte hautnah, welche gigantischen Mengen an Pflanzenmaterial nötig sind, damit am Ende ein halber Liter ätherisches Öl aus der Destille fließen kann.

Da in einem einzigen Tropfen ätherischen Öles Duft und Gesundheitspotenzial von mehreren Körben voller Pflanzen stecken können, müssen ätherische Öle stark verdünnt werden – zurück zu ähnlichen Konzentrationen, wie sie in den Duftpflanzen vorkommen. Sie werden wegen der erforderlichen Hautfreundlichkeit, aus Respekt vor der Natur und aus Gründen der Nachhaltigkeit gering dosiert. Weniger ist mehr, insbesondere, wenn wir die Psyche ansprechen möchten!

PSYCHOAROMATHERAPIE MIT EXTRAKTEN

- **Benzoe Resinoid** Geborgenheit und Wärme begleiten meine Seele
- **Champaca Absolue** Ich nehme die samtigen Seiten des Lebens an
- **Ginster Absolue** Ich genieße honigsüße Lebensfreuden
- **Jasmin Absolue** Ich lasse mich von Hingabe berühren
- **Orangenblüte Absolue, Neroli Destillat** Vertrauen und Überfluss sind meine Verbündeten
- **Osmanthus Absolue** Ich wandle fröhlich und inspiriert auf kreativen Pfaden
- **Rose Destillat, Rose Absolue** Ich gebe mich der berauschenden Fülle des Lebens hin
- **Tonka Extrakt** Ich finde mein Glück und lasse mich fallen in kuschelige Geborgenheit
- **Tuberose Absolue** Trost und Zuversicht geben mir unendliche Kraft
- **Vanille Extrakt** Ich darf die Süße des Lebens voll und ganz auskosten

Ätherische Öle – und wie sie mit uns kommunizieren

Pflanzen mit ihren vielfältigen Geruchsstoffen begleiten uns seit Anbeginn der Zeit. Aromatische Moleküle in lebenden Pflanzen sind sozusagen biologische Buchstaben. Sie bilden eine Sprache, die sich unserem Sprachverständnis entzieht.

Wir glauben, nur unser Großhirn könne Sprache produzieren und verarbeiten. Doch die Ursprache der Menschheit ist die Wahrnehmung von Gerüchen („chemische Kommunikation"). Anders als Klänge und visuelle Eindrücke, welche beide – weil sie uns als Wellen erreichen – sehr kurzlebig sind, bleiben Gerüche deutlich länger haften und halten sich je nach Molekülgewicht auch deutlich länger in der Luft als etwa ein Knall oder Lichtblitz.

Ätherische Öle und unsere Nervenbotenstoffe

Viele Bestandteile von ätherischen Ölen sind auf molekularer Ebene einigen unserer Nervenbotenstoffe (Neurotransmitter) nicht unähnlich. Umgekehrt sieht unser Aktivierungs-Botenstoff Adrenalin (= Epinephrin) manch pflanzlichen Duftmolekülen verblüffend ähnlich. In allen Geweben des Körpers befinden sich Riechrezeptoren (genauer: Chemorezeptoren), die unterschiedliche Signalwege aktivieren können. Auf diese Weise werden viele verschiedene Wirkungen in den Zellen ausgelöst.

Manche „Stinkstoffe" wie Indol, die in Blütenabsolues (schwere Blütendüfte mit besonderer Gewinnungsart, Seite 9) vorkommen, sind im menschlichen Gehirnstoffwechsel an der Herstellung von stimmungsbestimmenden Stoffen wie Serotonin und Dopamin beteiligt. Unser Nervensystem wird also unter anderem durch Riechstoffmoleküle gesteuert, die ähnlich wie die Signalstoffe der Pflanzen funktionieren. Denn wir sind mit Rezeptoren ausgestattet, welche Duftstoffe aus Pflanzen erkennen und verwerten können.

Unsere „Empfangsantennen" für Pflanzendüfte

Die „Buchstaben der Pflanzen" werden also (zumindest teilweise) vom menschlichen Gehirn „gelesen und verstanden". Riechstoffe mit hoher Geruchsintensität, die für uns in minimalen Konzentrationen wahrnehmbar sind, können eine besonders starke psychische Wirkung haben.

Lösen bei uns etwa miefiger Teppichboden oder überparfümierte Menschen schlimmstes Missempfinden aus, können Pflanzendüfte dagegen unsere Stimmung schnell wieder in den grünen Bereich schnellen lassen: Ein geliebter Duft in einem mitgeführten Riechstift, ein vanilleduftendes Baby oder ein Rasierwasser, das an alte Zeiten erinnert, sorgen für seelische Höhenflüge.

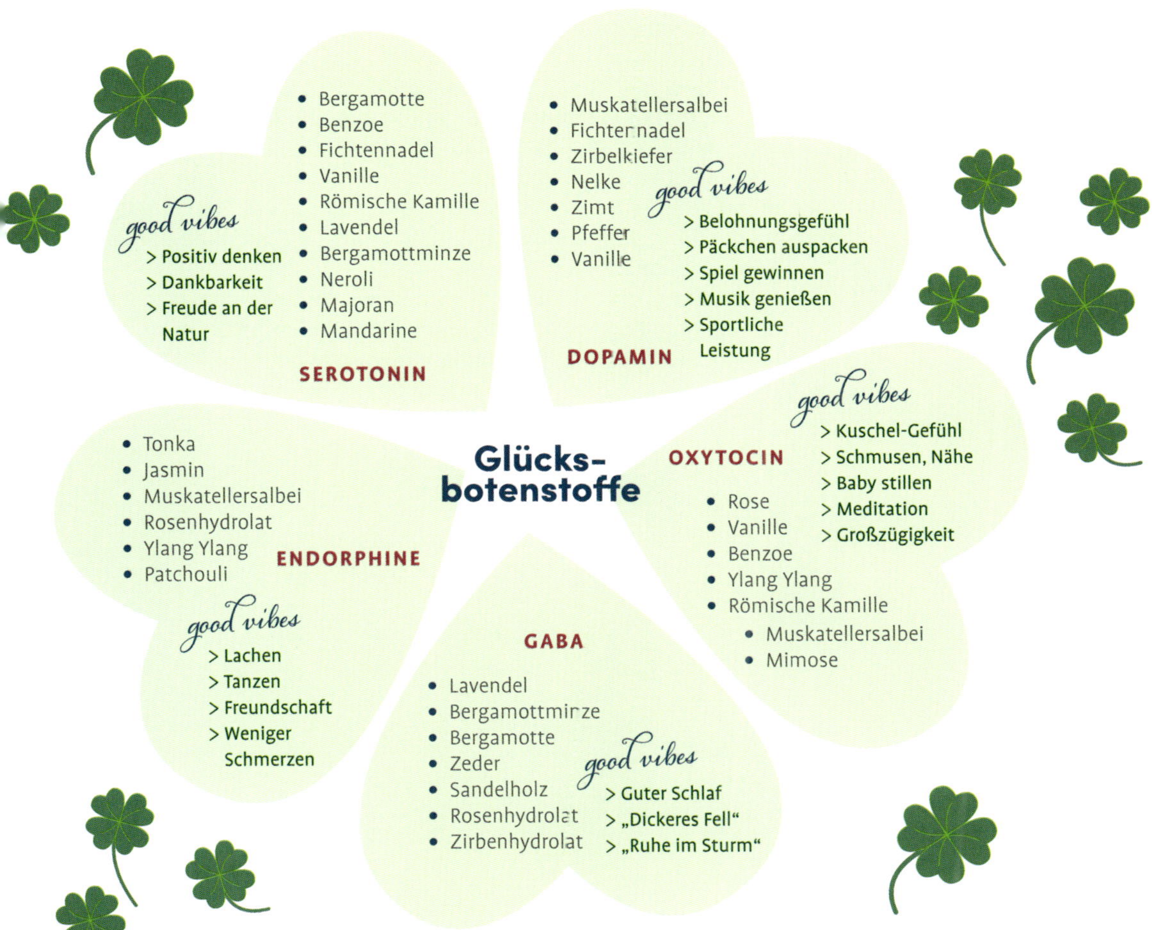
Glücks-botenstoffe
SEROTONIN
• Bergamotte
• Benzoe
• Fichtennadel
• Vanille
• Römische Kamille
• Lavendel
• Bergamottminze
• Neroli
• Majoran
• Mandarine
good vibes
> Positiv denken
> Dankbarkeit
> Freude an der Natur
DOPAMIN
• Muskatellersalbei
• Fichtennadel
• Zirbelkiefer
• Nelke
• Zimt
• Pfeffer
• Vanille
good vibes
> Belohnungsgefühl
> Päckchen auspacken
> Spiel gewinnen
> Musik genießen
> Sportliche Leistung
OXYTOCIN
good vibes
> Kuschel-Gefühl
> Schmusen, Nähe
> Baby stillen
> Meditation
> Großzügigkeit
• Rose
• Vanille
• Benzoe
• Ylang Ylang
• Römische Kamille
• Muskatellersalbei
• Mimose
GABA
• Lavendel
• Bergamottminze
• Bergamotte
• Zeder
• Sandelholz
• Rosenhydrolat
• Zirbenhydrolat
good vibes
> Guter Schlaf
> „Dickeres Fell"
> „Ruhe im Sturm"
ENDORPHINE
• Tonka
• Jasmin
• Muskatellersalbei
• Rosenhydrolat
• Ylang Ylang
• Patchouli
good vibes
> Lachen
> Tanzen
> Freundschaft
> Weniger Schmerzen

Download-Code für die Grafik auf der hinteren Klappe.

Wer sich mit der Verarbeitung von Gerüchen im Gehirn befasst (Seite 15), wird erstaunt sein, dass ein kleiner Bereich namens Hippocampus gleichzeitig Gerüche und Erinnerungen verarbeitet und speichert. Dieser ist auch verantwortlich für die erste Vergesslichkeit bei einer beginnenden Demenz. Erinnerungen verschwinden zeitgleich mit der Reduktion der Fähigkeit, bestimmte Dinge zu riechen. Mithilfe von diversen ätherischen Ölen wie Salbeiöl und bewusstem Riechtraining können gesunde, aber auch bereits erkrankte Menschen ihre „grauen Zellen" wirksam unterstützen.

Riechrezeptoren in unserem Körper

In den vergangenen 20 Jahren konnte gezeigt werden, dass Riechrezeptoren – nicht nur für ätherische Öle – sich in vielen unterschiedlichen Körpergeweben befinden, nicht allein in der Riechschleimhaut. Sie kontrollieren Zellwachstum, Hormonregulation, das Freisetzen von Botenstoffen und zahlreiche andere Prozesse. Diese „Riechantennen" sitzen an vielen weiteren Schaltstellen im Körper, etwa im Fettgewebe, wo sie Einfluss auf das Körpergewicht nehmen könnten, oder im Herzen und der Niere, wo sie den Blutdruck zu beeinflussen vermögen. Auch in Spermien, in Prostatagewebe, im Gehirn, in der Plazenta, in den Nieren, in der Zunge und im Darm wurden sie mittlerweile gefunden.

In Situationen, in denen uns nach „einer Prise" Stimmungsaufhellung und nach wohltuenden Erinnerungen dürstet, sollte also sehr bewusst an ätherischen Ölen und Absolues geschnuppert werden, um den in genau dieser Situation passenden Duft zu finden. Also: „Immer der Nase nach!"

Wohlfühlmoleküle aus ätherischen Ölen können unsere Glücksbotenstoffe „wach kitzeln".

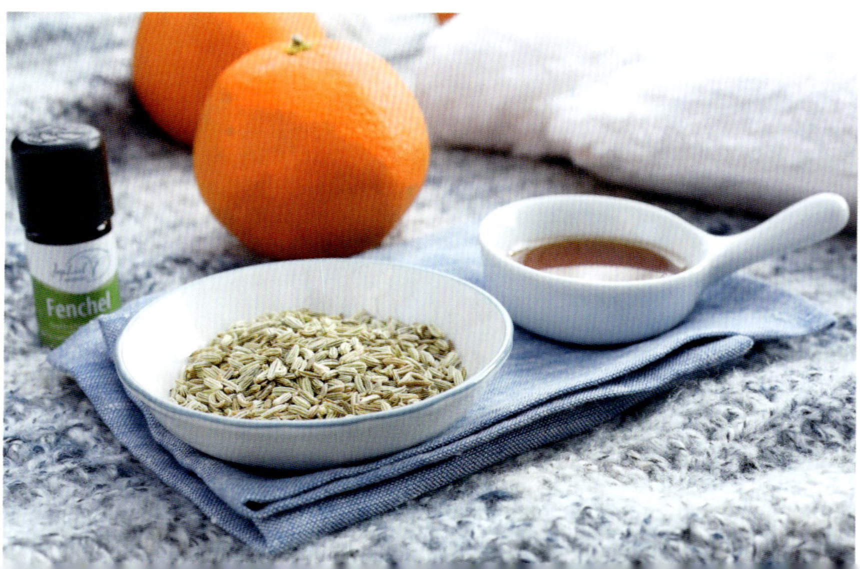

Indol – die Dosis macht's

Das Universal-Riechmolekül Indol – eine chemische Verbindung, die Spuren von Stickstoff als sogenanntes Heteroatom enthält – „benachrichtigt" beispielsweise die unteren Blätter einer Maispflanze, dass die oberen Blätter gerade von einem Fraßfeind angegriffen werden. Es führt viele Insekten und auch unsere Haustiere „an der Nase entlang". Und je nach Menge reagieren auch wir Menschen auf diesen Stinker.

Wir hassen es, wenn wir hochkonzentriertes Indol in manchen Pflanzen und den entsprechenden ätherischen Ölen wahrnehmen, höchster Ekel wird in der Mimik sichtbar. Denn schon unsere Vorfahren lernten, dass dieser und andere Abbaustoffe von Eiweißen auf Verwesung, und damit auf Krankheitsgefahr, hinweisen. Auch enthalten Hinterlassenschaften aus dem Darm Indol und Skatol. Jeder Mensch mit Haustier kennt die Begeisterung von Hund oder Katze, allerlei Informationen daraus „abzulesen". So erkennen sie die Zeit, wann ihr Freund oder Feind die Nachricht abgesetzt hat. Vermutlich auch, in welcher Verfassung das andere Lebewesen dabei war.

Dagegen lieben es viele von uns, wenn Indol beispielsweise im Jasminduft nur als hauchfeiner Duftschleier auftritt. Dieses Molekül kommt auch in unserem Nervensystem vor, es spielt eine wichtige Rolle im Stoffwechsel unseres Gehirns. Die Aminosäure Tryptophan (in Haferflocken und Cashewnüssen, Seite 25) ist eine strukturverwandte Substanz und gleichzeitig ein wichtiger Grundbaustein, damit wir immer mit ausreichend Serotonin und Melatonin versorgt sind.

Noch mehr wichtige Pflanzen-Duftmoleküle

Zwei weitere Moleküle, die ebenfalls einen Hauch Stickstoff enthalten, sind für Laien kaum aussprechbar. Dafür riechen wir sie immer, wenn wir leckere Mandarinen schälen: Methylanthranilat und Methyl-N-methylanthranilat. Die winzigen Mengen davon, die in fast allen Zitrusschalenölen enthalten sind, führen zu einer jeweils sehr überzeugenden Wirkung auf ein übererregbares Nervensystem.

Andere Moleküle in ätherischen Ölen, wie Linalylacetat oder Geranylformiat, sogenannte Ester, lassen uns einfach nur wohlig entspannen. Einige pflanzliche Duftmoleküle, wie Campher in Rosmarinöl, regen uns an, andere regulieren Entzündungsbotenstoffe, und wiederum andere betäuben auf sanfte Weise Leitungsbahnen zu Schmerzen. Oft passiert das alles gleichzeitig, wie in einem harmonischen Orchester.

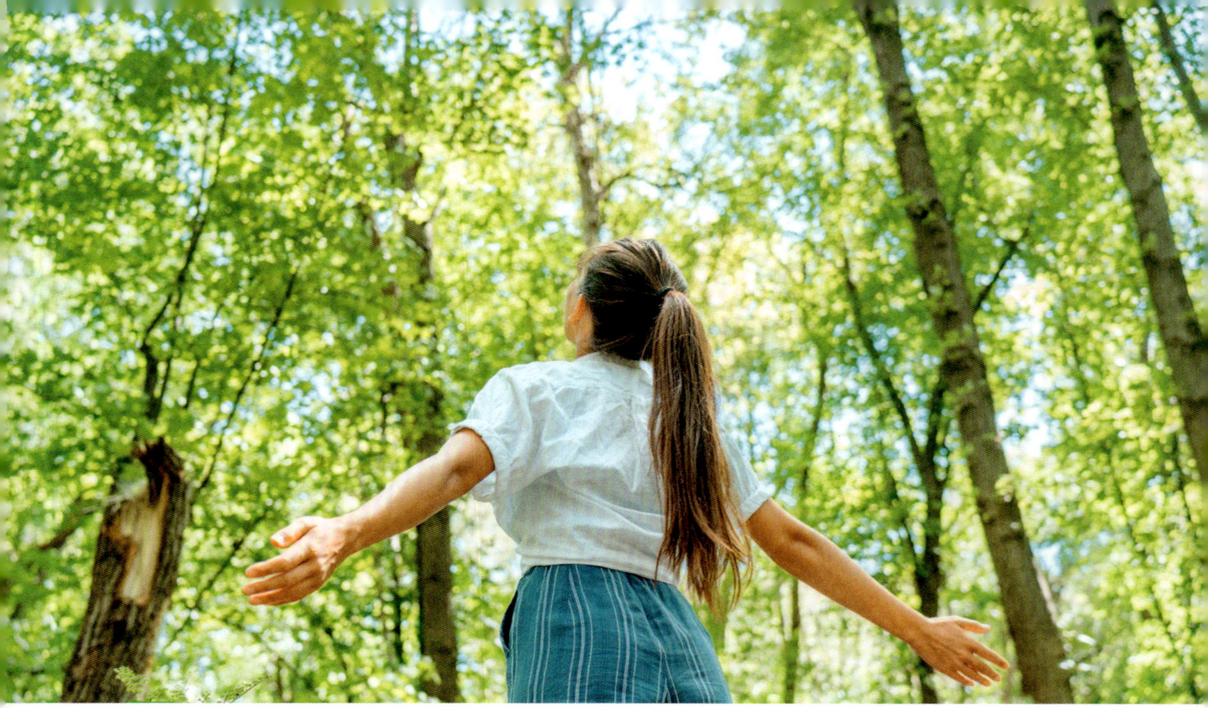

Die Nase als Hotline zur Seele

Ein Buch über effektive Hilfen bei emotionalen Achterbahnen kommt ohne eine Beschreibung der wundersamen Tätigkeit unseres Riechorgans nicht aus. Riechstoffe und der Geruchssinn entschieden bereits in der Frühgeschichte der Menschheit über Emotionen, Reaktionen, Nahrungs- und sogar Partnerwahl.

Erst vor Kurzem wurde belegt, dass das Schnuppern von Waldluft, Blütendüften und auch Schweiß eindeutige Emotionen hervorrufen kann.

Der Neandertaler und die Urfrau Lucy waren darauf angewiesen, durch Schnuppern schnell und zuverlässig zu erkennen, ob sich ein Feind in ihrer Umgebung herumtrieb. Dieses Frühwarnsystem musste zuverlässig funktionieren. Sonst gäbe es uns alle heute nicht mehr! Anders als beim Sehen und Hören erhält der chemische Sinn des Riechens seinen Input deutlich länger, denn die Riechmoleküle sind je nach Aufbau und Intensität manchmal noch eine halbe Stunde nach Aussendung zu erkennen. Im Zeitalter abgepackter Nahrungsmittel schnuppern wir selten bewusst am Essen, doch werden unsere Emotionen immer noch „an der Nase herumgeführt“, wenn wir Gerüche von anderen Menschen bewusst oder unbewusst wahrnehmen. Möglicherweise reagieren wir sowohl auf die heftige Beduftung von Kosmetika als auch auf die Aromatisierung von industriell hergestellten Lebensmitteln.

Hochverdünnt – besonders wirksam

Wir Menschen reagieren insbesondere auf Riechmoleküle, die winzige Spuren der Elemente Stickstoff und/oder Schwefel enthalten. Ruth von Braunschweig, die bekannte Aromatherapeutin und Autorin, erzählte schon in den frühen Jahren der deutschsprachigen Aromatherapie, dass vermutlich die Moleküle, die wir nie oder selten auf den üblichen gaschromatografischen Analysen der Naturdüfte vorfinden, eine deutlich wahrnehmbare psychische Reaktion auslösen können. Jahrelange Beobachtungen bestätigen ihren Hinweis, dass hochverdünnte Anwendungen in der emotional ausgerichteten Aromatherapie meistens effektiver wirken als die derzeit immer häufiger praktizierten stark überdosierten Anwendungen.

Beim „Duftdialog" über die Nase ist das positive Gefühl, das durch einen Riechstoff erzeugt wird, entscheidend. Die Nase der Person, ihre innere Riechantenne, darf und soll entscheiden! Alle möglichen Lebenserinnerungen mit ihren „Duftspuren" dürfen zu Wort kommen. Die Duftmoleküle der ätherischen Öle kommunizieren ... Duft und Psyche sind im Dialog.

Wie funktioniert unser Geruchssinn?

Wir sind freilich niemals im geruchsfreien Raum, und wir kennen unsere gewohnten und häuslichen Gerüche: unsere Kleidung, unser Haus, unser Auto und vieles mehr. Erst wenn sich die Geruchsreize auffällig verändern, „horchen" wir auf, schnuppern plötzlich bewusster. Ein ungewohntes Riechmolekül, oder mehrere davon, sind an der Sekretschicht unserer Riechschleimhaut angekommen!

Dort befinden sich 20 bis 30 Millionen Riechzellen mit Riech-Sinneshaaren (Zilien), deren Oberfläche mit Rezeptorproteinen bestückt ist. Eine dieser 350 verschiedenen „Antennen" nimmt das ungewohnte Molekül auf, es passt wie ein Schlüssel in sein Schloss. Es gibt also Proteine, die jeweils nur für eine bestimmte Duftgruppe empfindlich sind. Diese wimpernartigen „Riechhärchen" haben eine spannende Aufgabe: Sie verwandeln Materie in Strom. Aus dem Duftmolekül wird ein elektrischer Reiz, und unser Gehirn meldet nun deutlich und verständlich: Huch, in meinem Auto riecht es aber heute nach nassem Hund!

Das limbische System (= hier sein Teilbereich, das Riechhirn) reagiert sofort mit Erinnerungen und Gefühlen: Ach, war das schön, als ich noch einen Hund hatte. Oder: Hm, der Hund hat doch gestern nicht etwa ...? Oder: Letztes Mal wurde ich diesen Geruch mit Latschenkieferspray los. Oder gar wütend: Warum hat dieser olle Köter schon wieder ...?! Diese Kaskade von Gefühlen wiederum bewirkt eine Ausschüttung von Boten-

FEINE NASE – VIELE FREUNDE?

Je ausgeprägter die Riechleistung eines Menschen ist, desto größer ist sein soziales Netzwerk. Rein statistisch betrachtet ist dann sein Freundeskreis höchstwahrscheinlich relativ groß! Durch Typisierung von 17 413 Genen von 1932 Personen konnten Wissenschaftler auch belegen, dass Freunde sich genetisch ähnlicher sind als Unbekannte: Die ähnlichsten genetischen Abschnitte betreffen dabei die Gengruppe geruchlicher Sinneszellen.

stoffen (Neurotransmittern), die Einfluss auf unsere Stimmungen haben – vielleicht für die nächsten Stunden, möglicherweise auch nur ganz kurz, je nach Wertung der Situation.

Riechinformationen greifen also in viele relevante Steuerungsprozesse unseres Befindens ein. Die Verarbeitung sowohl von Riechreizen als auch von sozialen Informationen basiert auf den gleichen Nerven-Netzwerken.

Den richtigen „Seelen-Duft" finden

„Duftkommunikation" über Riechmoleküle in bestimmten Gehirnarealen findet konstant statt – bewusst wie auch unbewusst. Somit steht uns ein Werkzeug zur Verfügung, das uns bei der Auswahl der perfekten Düfte für eine Person in einer momentanen Situation enorm hilfreich ist (Seite 18). Denn in der Regel kommen unsere Klienten und Klientinnen mit einem „Auftrag". Sie wünschen sich beispielsweise ein ätherisches Öl, damit sie weniger nervös sind beim Vorstellungsgespräch. Sie hätten gern eine Duftmischung, damit sie endlich wieder durchschlafen können. Sie möchten sich bei bestimmten Situationen weniger angespannt und gestresst fühlen. Unsere Aufgabe ist es, wie ein Immobilienmakler, dieser Person ein paar ätherische Öle vorzuschlagen. Die verschiedenen angebotenen Wohnungen, Häuser und Gärten muss die Person selbst betreten und entscheiden, wo sie sich wohlfühlt. Wir bauen bei der Öleauswahl auf unsere Erfahrung. Auch unser Wissen kommt zum Zug, etwa durch Studien über ätherische Öle, die angstlindernd wirken.

Nachdem die Person also ihr Anliegen geschildert hat, entsteht bei uns, wie beim Makler, eine Idee, ein Bild: Vielleicht passt Rosengeranienöl zu dieser Situation? Wir beeinflussen die Person jedoch möglichst wenig, sondern geben einen Tropfen des Duftes auf einen Riechstreifen, ohne den Namen der Duftpflanze zu nennen. Nun schauen wir sehr aufmerksam auf die Mimik, die unmittelbar bei der Riechwahrnehmung entsteht. Diese ist wahr! Denn sobald das Großhirn der Klientin sich einschaltet, wird möglicherweise „um den heißen Brei" geredet: „Ja, der Duft ist ganz nett." Vielleicht sehen wir bei einem anderen Duft eher ein Strahlen im Gesicht: „Oh ja, in diesen Duft könnte ich mich hineinsetzen!" Oder auch eine völlig unerwartete Reaktion: „Oh traumhaft, dieser Lavendelduft hält mich wunderbar wach!"

Bei der Arbeit mit der Seele greifen wir also möglichst nicht auf vorgefertigte Rezepturen zurück, auch versuchen wir, unsere Vorannahmen zurückzustellen („Rosmarin wirkt anregend, Kamille wirkt beruhigend") und verlassen uns ganz auf die Antworten, die wir in der Mimik, der Körpersprache und auch den Worten der Klientin wahrnehmen.

PERSÖNLICHE DUFTAUSWAHL

Bitte nehmen Sie immer einen Tropfen auf einen Teststreifen (bei Anbietern ätherischer Öle erhältlich) oder auf ein Papiertaschentuch, um daran zu schnuppern, tun Sie dies nicht direkt am Fläschchen. Düfte sollten „blind" gerochen werden, ohne Kenntnis ihres Namens. Nur so können wir ihnen unvoreingenommen begegnen, eine emotionale Entscheidung dafür oder dagegen treffen. Wissen wir, welcher Duft sich unter unserer Nase befindet, schaltet sich der Verstand ein und eventuelle „Vorurteile" verhindern die „Nasenentscheidung".

So finde ich das passende ätherische Öl

1. SCHRITT: WAHRNEHMUNG, BEOBACHTUNG

2. SCHRITT

Ich fühle mich: gelangweilt, deprimiert, unterfordert, antriebslos, still, (zu) ruhig
Geplante Anwendung:
vormittags/mittags

3. SCHRITT

ZIELE
leichte Steigerung von Herzschlag und Blutdruck, Verengen der Gefäße > durch Aktivierung, Anregung, Belebung

Passende Öle auswählen:

KOPFNOTEN

- Zitrusfrüchte
- Neroli, Petit Grain
- Nadelbäume
- nach Eukalyptus duftende Öle
- Pfefferminze, Rosmarin

2. SCHRITT

Ich fühle mich: gestresst, überfordert, angespannt, nervös, laut, (zu) aktiv
Geplante Anwendung:
nachmittags/abends

3. SCHRITT

ZIELE
leichte Senkung von Herzschlag und Blutdruck, Weiten der Gefäße > durch Entspannung, Entkrampfung, Beruhigen

Passende Öle auswählen:

HERZNOTEN

- Blätterdüfte: Melisse, Kamille, Rosengeranie
- Düfte der Süßgräser: Palmarosa, Lemongrass
- Blüten: Lavendel, Rose, Jasmin
- Muskatellersalbei

BASISNOTEN

- Holzdüfte und Angelika, Patchouli, Vetiver

Neroli

- ätherisches Öl
- Hydrolat

EINES FÜR ALLES

FEINAUSWAHL: ORIENTIERT AN BEDÜRFNISSEN

LEBE VERSPIELT UND KREATIV

- Bergamotte
- Grapefruit
- Mandarine
- Orange
- Zitrone

TANKE KLARHEIT UND FRISCHE

- Lorbeer
- Wacholder
- Weißtanne
- Zirbelkiefer
- Zypresse

LASSE DICH UMHÜLLEN

- Kamille (römisch)
- Lavendel
- Melisse
- Rose
- Rosengeranie

FINDE ZU STABILITÄT UND KRAFT

- Angelika
- Basilikum
- Benzoe
- Vetiver
- Zeder

GENIESSE DIE FÜLLE DES LEBENS

- Jasmin
- Sandelholz
- Tonka
- Vanille
- Ylang Ylang

Download-Code für die Grafik auf der hinteren Klappe.

Ein Gespräch mit Christine Lamontain

Die Nase und ihr Gespür für den richtigen Duft

ELIANE ZIMMERMANN Liebe Christine, du bist vor über einem Vierteljahrhundert sozusagen der Duftspur gefolgt! Neben einer Ausbildung bei mir ging es „immer der Nase nach" auch zu Martin Henglein, der leider kürzlich viel zu früh von dieser Erde ging.

CHRISTINE LAMONTAIN Ja, bei dir habe ich ein gutes und solides Aroma-Handwerkszeug gelernt. Die spätere Begegnung mit Martin Henglein eröffnete mir eine Welt der ätherischen Öle, die ich bis dahin noch nicht kannte. Er war ein Pionier auf dem Gebiet der Osmologie. Umso bedauerlicher ist sein plötzliches und unerwartetes Ableben. Die Lücke, die er hinterlässt, ist nicht mehr zu füllen. Seine Forschungen und Beobachtungen zu den psychologischen Wirkungen der Düfte und deren individuellen Duftwahrnehmungen sind sehr kostbar. Die von ihm entwickelte Methode der Integralen Osmologie und sein Duftkreis-Modell sind aktueller denn je. Im Modell des Duftkreises nach Martin Henglein sind die Düfte in logischer Folge nach ihrer „Duftsignatur" eingeordnet. Jahres- und Lebenskreis sind u. a. weitere Orientierungspunkte.

EZ Ja, ohne ihn wäre die Aromatherapie vermutlich auf ihrem fast schulmedizinischen Zugang stehen geblieben: „Gegen jene Beschwerde nehme man dieses Öl, bei dieser Krankheit belegten etliche Studien, das Öl X helfe gegen Y."

CL So erfolgreich dieser rationale Ansatz ist, bin ich dennoch besonders dankbar, dass ich Martin Henglein vor 25 Jahren begegnet bin, von ihm lernen konnte und viele gute Gespräche genießen durfte. Er hat mir eine geistige Welt eröffnet, in der ätherische Öle in einer völlig neuen Betrachtung möglich waren. Dieses Phänomen, das Objektive (Duftmoleküle) mit dem Subjektiven (die individuell wahrnehmende, riechende Nase des Menschen und dessen Lebenswelt) zu verbinden, ist eine wundervolle Erfahrung.

SABRINA HERBER Wir wissen, dass es kaum möglich ist, dieses Thema kurz zu erörtern, doch vielleicht kannst du unseren Lesern und Leserinnen dennoch kurz zusammenfassen, was genau seinen Zugang zu ätherischen Ölen so einzigartig machte.

CL Martin näherte sich den Menschen und den Düften mit einem zutiefst humanistischen Grundgedanken. Er erkannte und verfeinerte über mehrere Jahrzehnte die Zusammenhänge zwischen bestimmten archetypischen Themen eines jeweiligen Duftes. Jeder Duft ist das riechbare Ergebnis einer erfolgreichen Überlebensstrategie der Pflanze. Analogien zu Lebensthemen und Lebensstrategien der Menschen werden sichtbar. Der Duft wird zur Brücke, die der Seele eine Möglichkeit bietet, ihre Bedürfnisse ins Bewusstsein bringen zu können, und gleichzeitig Anregungen zum Gelingen in den Duftinformationen findet.

EZ Bedeutet das, dass eines unserer weit über 200 ätherischen Öle, also ein Duft, der mich besonders anspricht, einen Bezug zu meinen eigenen seelischen Themen haben könnte?

CL Ja, da zeigen sich erstaunliche Dinge. Die Duftreaktionen sind wie ein Spiegel, der klar zeigt: Wo ist dieser Mensch in guter Resonanz, wo findet er/sie Stärkung und Wohlgefühl. Wird hingegen der Duft abgelehnt, zeigt sich ein Schattenbereich, dessen Integration noch offen ist. In der Duftkommunikation sprechen wir vom „Wow-Duft“ und vom „Unduft“.

SH Wer bislang nicht an deinen lebendigen Kursen teilnahm, wird nicht erahnen können, auf welche seelischen Spuren du manche Teilnehmer und Teilnehmerinnen bringst. Manchmal kommt es uns fast unheimlich vor, wie du mithilfe von bestimmten Düften (und auch „Undüften“) sowie gezielten, sehr wertschätzenden Fragen Menschen helfen kannst, ihre psychischen Knoten zu lösen und plötzlich ein besonderes Licht am inneren Horizont wahrnehmen zu können.

EZ Stimmt, wir selbst trauten schon so manches Mal unseren Augen und Ohren nicht, wenn wir dir zuschauen durften. Wir können also jemandem nicht verübeln, wenn er oder sie unseren Schilderungen nicht glaubt. Wir erinnern uns an einige Reaktionen von KursteilnehmerInnen, die wir beobachten durften, welche uns heute noch Gänsehaut verspüren lassen. Kannst du unseren Lesern und Leserinnen ein paar Beispiele solch erstaunlicher Erkenntnisse schildern?

CL Ja, gern. Ich denke gerade an eine Teilnehmerin, die eine wunderschöne Tänzerin in zartem rosa Tüllröckchen zu einem ihr unbekannten Duft, den sie sich selbst ausgesucht hatte, malte. Sie bewertete diesen Geruch jedoch mit „grottenschlechter“ Note. Ich wunderte mich und fragte vorsichtig nach. Diese Frau bestätigte, dass der Geruch widerlich sei, und plötzlich kamen Tränen der Erinnerung. Als junges Mädchen liebte sie es zu tanzen. Sie wollte den Tanz sogar zu ihrem Traumberuf machen. Doch ihre Eltern verlangten, dass aus ihr „etwas Ordentliches“ werden solle. Der Duft der Bulgarischen Rose hatte für ihre Seele eine Brücke gebaut, sodass sie sich über dieses wunderschöne Bild der Tänzerin „Gehör verschaffen“ konnte. Das war Duftkommunikation par excellence!

SH Also erinnerte sie, in diesem Fall, der „abscheuliche Geruch“ in Verbindung mit ihrem Bild der „Seelen-Tänzerin“ an einen früheren Lebenstraum. Hast du dabei einen seelischen Knoten aufgelöst?

CL Nein, es geht nicht darum, „seelische Knoten“ aufzulösen, sondern darum, einen Raum zu schaffen, in dem sie ihre eigenen Erkenntnisse erfahren kann ... und manches Mal löst sich dabei auch ein sogenannter „seelischer Knoten“ Allein diese Erfahrung des Duftes, das Wahrnehmen ihrer wunderschönen Tänzerin und die gespürten Gefühle regen an, sich mit dem Erlebten auseinanderzusetzen und neue Möglichkeiten zu entdecken. In diesem Fall hat sich die Frau mit dem Duft der Rose auseinandergesetzt. Es war ihr „Arbeitsduft“, dem sie sich ganz in ihrem eigenen Tempo zu nähern versuchte, um den „Unduft“ in einen akzeptablen Duft zu wandeln. Es brauchte viel Zeit – und es ist ihr gelungen.

EZ So ein Gespräch, eine Art Materialisieren des inneren und abstrakten „Brummelns“, kann enorme seelische Erleichterung bringen.

CL Auch Kurioses können die Düfte im Gepäck haben. So war eine andere Person ganz wild auf Rosmarinöl. Sie wollte den Rosmarinduft, um endlich wieder durchschlafen zu können. Mein Aromagewissen war entsetzt und wollte eingreifen. Das kann doch nicht sein! Rosmarin ist der beste Wachmacher im Ölekoffer! In keiner Literatur wird das ätherische Öl von Rosmarin als „Einschlaf-Öl“ beschrieben oder empfohlen. Also versuchte ich, ihr als Alternative den sanfteren Rosmarin Ct. Verbenon anzubieten. Aber nein, die betreffende Person bestand auf dem anregenden Rosmarinöl. Sie wünschte sich diesen Duft in einem Riechstift, als Duftimpuls bei Bedarf.

Bei einer späteren Begegnung schilderte sie, wie gut das Schnuppern am Rosmarinstift tat, wenn sie nachts plötzlich aufwachte. Sie könne dann schnell wieder beruhigt einschlafen. Irgendwie irritierte mich jedoch diese Aussage. Es stellte sich heraus, dass sie Blutdrucksenker nahm (was sie vorher vergessen hatte zu erwähnen). Ich bat sie, sich umgehend mit ihrer Hausärztin in Verbindung zu setzen. Es zeigte sich, dass ihr Blutdruck nachts „absackte“ und die Medikamente neu eingestellt werden mussten. Ihr Körper reagierte mit Wachwerden. Der Rosmarinduft wurde in diesen Situationen zu ihrem Lebenswecker.

EZ Also müssen wir – strenggenommen – unser mühsam erlerntes Wissen ablegen, wollen wir einem Menschen achtsam und wertschätzend helfen. Die ganze Duftchemie und all die Studien spielen bei deiner Arbeit anscheinend gar keine Rolle!

CL Das würde ich so keinesfalls bestätigen. Es ist sehr wichtig, unser „Handwerkszeug“ sorgfältig erlernt zu haben. Auch wenn in der Duftkommunikation die biochemischen Inhaltsstoffe nicht – wie in der Aromatherapie/Aromapflege – explizit im Vordergrund stehen, so ist auch hier ein fundiertes Basiswissen über ätherische Öle unabdingbar. Es ist jedoch ein Unterschied, ob ich körperbezogene Anwendungen beabsichtige oder ob es um die Pflege der Seele durch Duftimpulse geht. Nach meiner Beobachtung machen die ätherischen Öle einen guten Job bei vordergründig körperlichen Beschwerden, sie verzichten dabei auf seelisch-emotionale „Ansprache“. Liegt der Unpässlichkeit jedoch ein seelischer Konflikt zugrunde, kann es sein, dass das beste Rezept „versagt“. Hier ist die Duftkommunikation sehr hilfreich, weil eine ganz individuelle Abstimmung erfolgen kann.

EZ Was machst du in einem Duftgespräch, was verbirgt sich hinter diesem Begriff?

CL Ganz einfach gesprochen wird in einem Duftgespräch über den Duft, durch den Duft und mit dem Duft kommuniziert. Der Duft wird zum Dritten, zum verbindenden Element, im Bunde. Die Düfte werden grundsätzlich „blind“ gerochen, so ermöglichen sie eine ganz andere, unvoreingenommene und erwartungsfreie Wahrnehmung. Die dabei tragende „Brückenfunktion“ des Duftes hatte ich bereits erwähnt. Entscheidend ist das Anliegen des jeweiligen Menschen, das, was ihn bewegt. Der Duft „legt“ Worte auf die Zunge, die im Sinne des Anliegens wesentlich sind. Dem Begleiter kommt die Rolle des Beobachters zu. Durch Nachfragen und Reflektion erhält der Klient oder die Klientin Unterstützung bei der Wahrnehmung und Verarbeitung seiner beziehungsweise ihrer seelischen und körperlichen Empfindungen.

Es ist ein Gespräch auf Augenhöhe, das die Autonomie dieses Menschen im Blick hat. Dabei wird nicht mit den Schattenthemen gearbeitet, sondern es stehen Stärkung und Wohlgefühl im Vordergrund. Der gesundheitspraktische Leitgedanke „Gesundheit beginnt mit Genießen“ liegt dem zugrunde. Es ist erstaunlich, was sich auf diesem Wege alles bewegen lässt. Es ist bekannt, dass Duft und

Gefühl ein untrennbares Team sind, das heißt, Duftmoleküle lösen Gefühle aus, aktivieren das Duftgedächtnis und öffnen die Tür zu Vergangenem. Das fühlbar Erlebte folgt einem Zeitsprung in die Gegenwart. Welche Duftmoleküle eines Duftes genau eine Duftreaktion erfahrbar machen, ist wohl immer noch ein Geheimnis, denn die Dufterlebnis-Landkarte eines Menschen ist mit den heutigen wissenschaftlichen Methoden noch nicht quantitativ erfassbar ... Duft als die Sprache des Lebens! Alle Organismen verwenden chemische Signale zur Übertragung von Informationen. Die chemische Sprache der Düfte gilt als die älteste Form der Kommunikation in der Natur überhaupt. Wir Menschen sind Teil dieser Natur.

SH Wie gehst du bei einem Duftgespräch vor?

CL Auf dem Duftstreifen befindet sich jeweils ein winziges Tröpfchen eines bestimmten ätherischen Öls. Es geht nicht darum, herauszubekommen, um welches ätherische Öl es sich handelt, es geht einzig und allein um die individuelle Duftwahrnehmung. Der erste Duftkontakt erfolgt nur durch einen kurzen Duftimpuls, das „Anklopfen" des Duftes an die Tür des limbischen Systems. Im weiteren Verlauf darf der Duft die Nase länger erfreuen (oder auch nicht), hier kommen kreative Fragen zum Duft und seiner Wahrnehmung ins Spiel. Der Mensch ist in diesen Momenten ganz bei sich und nimmt Kontakt zu seinen Empfindungen auf, eine Rückbindung zu sich selbst ist die Folge. Die erste für mich wahrnehmbare Reaktion entsteht in Bruchteilen von Sekunden. Ich sehe meistens an der Mimik und auch an der Körpersprache eine Veränderung. So wie es Prof. Dr. Bettina Pause von der Universität Düsseldorf in Studien bestätigt (siehe Seite 155). Anhand meiner Beobachtung kann ich Fragen stellen wie beispielsweise: „Ist dieser Duft angenehm oder eher weniger angenehm?" „Welchen Weg sucht er sich im Körper? Wo wäre er spürbar?" „Wenn der Duft eine Farbe hätte, welche könnte zu ihm passen?"

SH Stimmt, du näherst dich mit deinen eigentlich sehr einfachen Fragen erstaunlich gut und schnell so manchen „seelischen Knoten". Manchmal wussten die Betreffenden noch nicht einmal, dass sie Fragen oder gar Blockaden zu bestimmten Themen hatten.

EZ Einmal war ich dabei, wie ein Teenager-Mädchen heftig auf Patchouli reagierte. Dabei wusste sie nicht, was sie gerade roch.

CL Der Patchouli-Duft verursachte regelrecht einen Schreckmoment. Sie sprach spontan von einer bedrohlicher Enge am Hals, als ob ihr etwas die Luft nähme. Ich entfernte den Patchouli-Duft sofort, denn es war ein Hinweis auf olfaktorisch emotionalen Stress, der möglicherweise etwas mit dem Duftthema von Sicherheit, Vertrauen usw. zu tun haben konnte. Im Gespräch mit der Mutter stellte sich heraus, dass sich bei der Geburt die Nabelschnur um den Hals gelegt hatte. Offensichtlich vergisst unser Körpergedächtnis nichts, und Duftmoleküle können damit verbundene Gefühle reaktivieren.

EZ Wer es nicht erlebt hat, kann sich solche Reaktionen, auch die sehr bildlichen Beschreibungen der entstehenden Gefühle, tatsächlich kaum vorstellen.

CL Ja, diese Gefühle und diese Beschreibungen nehme ich sehr ernst. Entweder beende ich dann die als bedrohlich erlebte Situation sofort, beispielsweise mithilfe von „neutralisierenden" Düften (Kaffee, Grapefruit und andere). Denn es gilt in der Duftkommunikation nicht die Maxime: „Das, was du ablehnst, brauchst du unbedingt." Es geht stattdessen um ein Nähren des Selbstvertrauens, des Selbstbewusstseins und der Vermittlung des Gefühls erfahrbarer Selbstkompetenz.

Duftkommunikation ist quasi ein Coaching mit und über die Nase.

SH Vielen Dank für diese Beispiele. Deine Arbeit lässt erahnen, dass der Dialog zwischen Psyche und Riechmolekülen ein wertvoller Zugang zu Lebensthemen sein kann. Was an deiner Arbeit zudem so auffällig und wertvoll ist: Du kommst mit minimalen Mengen unserer kostbaren Rohstoffe aus.

ERSPÜREN SIE „IHRE" DÜFTE

Der Kontakt zu Emotionen sollte extrem individuell und situativ erfolgen. Darum sind unsere Empfehlungen und Rezepturen nur als grobe Orientierung zu verstehen. Bitte lassen Sie sich von ätherischen Ölen ansprechen! Spüren Sie, ob sie einen Anklang in den Tiefen Ihrer Seele auslösen können. Wir verdünnen sehr behutsam, darum gibt es in diesem Buch keine Warnhinweise. Bitte besprechen Sie besorgniserregende und lang andauernde Verstimmungen jedoch immer mit Ihrem Arzt oder Ihrer Heilpraktikerin.

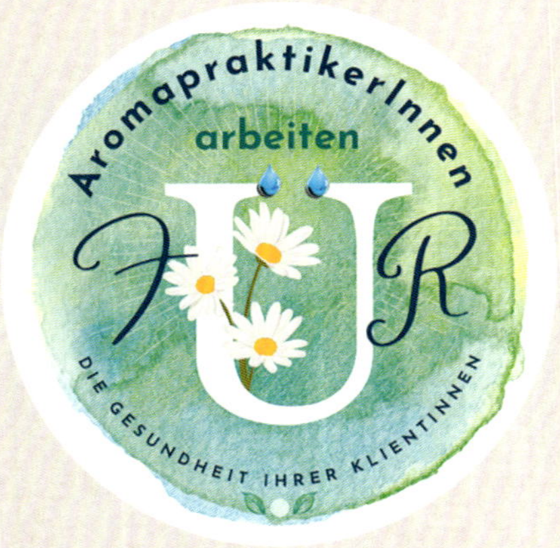

CL Die Unterstützung durch den Geruchssinn verbraucht tatsächlich wenig unserer knapper werdenden Ressourcen. Selbst wenn ich nach dem Duftgespräch einen Riechstift mit den stärkenden und unterstützenden Düften fülle, benötige ich nur wenige Tropfen. Falls die Klientin ein Roll-on oder ein Körperöl wünscht, zeige ich ihr, wie sie es sich selbst herstellen kann. Eine erste bewusste Handlung zur Selbstfürsorge. Im Roll-on sind ätherische Öle (in Jojobaöl) mit einem 2–3%igen Anteil völlig ausreichend. Für ein Körperöl reichen bereits 1,5 % ätherisches Öl. Denn strenggenommen würden schon wenige Moleküle für eine Duftreaktion ausreichen – sogar unterhalb der Wahrnehmungsschwelle. Doch das bewusste Riechen ist in der Duftkommunikation erwünscht. Dem „Halbding" Duft wird somit Rechnung getragen, nicht fassbar, jedoch erfahrbar.

EZ Wir danken dir für dieses wertvolle Gespräch und für alle Begegnungen mit dir. Spätestens seit deinen Kursen arbeiten wir noch individueller und achtsamer. Wir empfehlen seltener „08-15-Öle nach Lehrbuch". Wir halten uns noch nicht einmal an die von uns selbst geschriebenen Bücher und Kursunterlagen! Aus unserer Sicht handelt es sich um Empfehlungen, also nur noch um Tipps für die grobe Orientierung. Wir erinnern viel öfter daran, die Nase der betreffenden Personen entscheiden zu lassen. Insbesondere empfehlen wir Neulingen, wenn sie sich nicht sicher sind, welche Düfte man bei welchen Beschwerden zur Anwendung bringen soll: Immer der Nase nach. Wir arbeiten immer für die betreffende Person, nicht gegen Symptome oder gar gegen eine Krankheit.

®Duftgespräch ist ein eingetragenes Markenzeichen von Christine Lamontain www.christinelamontain.de

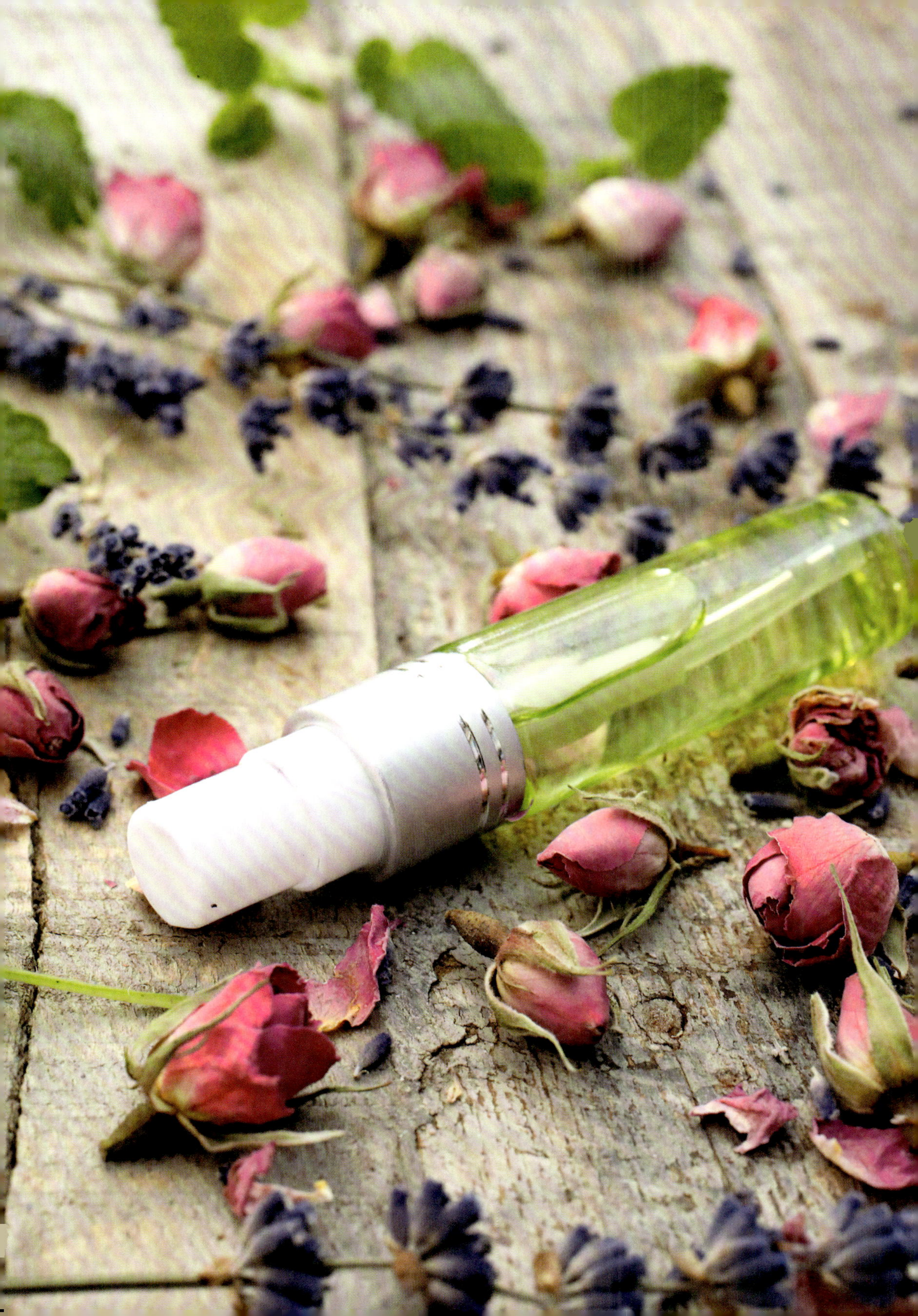

Grundbaustein Ernährung – unverzichtbar für Glück und Gelassenheit

Aus vielen Fragen, die wir zur Anwendung von ätherischen Ölen erhalten, lässt sich erkennen, dass eine schnelle Lösung vor allem für seelische Schieflagen erwartet wird. Doch ohne die entsprechenden Bausteine „von innen" können ätherische Öle unsere Glücksbotenstoffe nur sehr unvollständig unterstützen.

Wir müssen unsere Versorgung mit Omega-3-Fettsäuren sicherstellen, sie sind nötig für die Schutzhüllen unserer Haut- und Nervenzellen. Die Nervenbahnen wollen mit hochwertigen Fetten geschmiert werden, damit der Strom der Gefühle ohne Kurzschlüsse fließen kann. Wenn die schützende Schicht um unsere Nerven dicht und geschmeidig ist, können „Moleküle der Emotionen", die Neurotransmitter, unseren Organismus durchströmen.

Und um etwa den Happy-Macher Serotonin bilden zu können, reicht es eben nicht, feinsten Mandarinenduft zu inhalieren – der tägliche Verzehr von Lebensmitteln, die Tryptophan enthalten, ist ein Muss.

Damit wir „den Stecker ziehen" können, wenn das Leben wieder nur aus Anspannung besteht (Seite 94), müssen unsere GABA-Rezeptoren gefüttert werden und wir mit entsprechenden Lebensmitteln für die Grundbausteine sorgen.

EXTRA-TIPP: SEELENWÄRMER KUDZU

Der Dopaminhaushalt wird durch Kudzu (*Pueraria lobata*, eine Kletterpflanze aus der Familie der Hülsenfrüchtler) unterstützt. Mit der fast kalorienfreien Stärke, die aus den Wurzelknollen gewonnen wird, können in wenigen Minuten seelenwärmende Puddings gekocht und auch Soßen gebunden werden. Erstere werden bei „Jiepern" hilfreich eingesetzt, wenn also die Sucht nach Süßigkeiten oder Tabak zu überwältigen droht.

Belohnungsstoff Dopamin

Nach Dopamin sind wir alle bis zu einem bestimmten Maß süchtig. Schuh-Shopping, Likes unter einem Foto, Geburtstagsgeschenke, ein dickes Lob – das lässt den Dopaminspiegel sprunghaft ansteigen. Wir springen vor Freude, wir lachen, wir leben. Doch leider immer nur sehr kurz. Wir könnten uns jeden Tag in Zimt- und Vanilleduft baden, doch wir müssen auch den Eiweißbaustein, der für den Aufbau von Dopamin nötig ist, täglich essen.

Glück liegt auf dem Teller

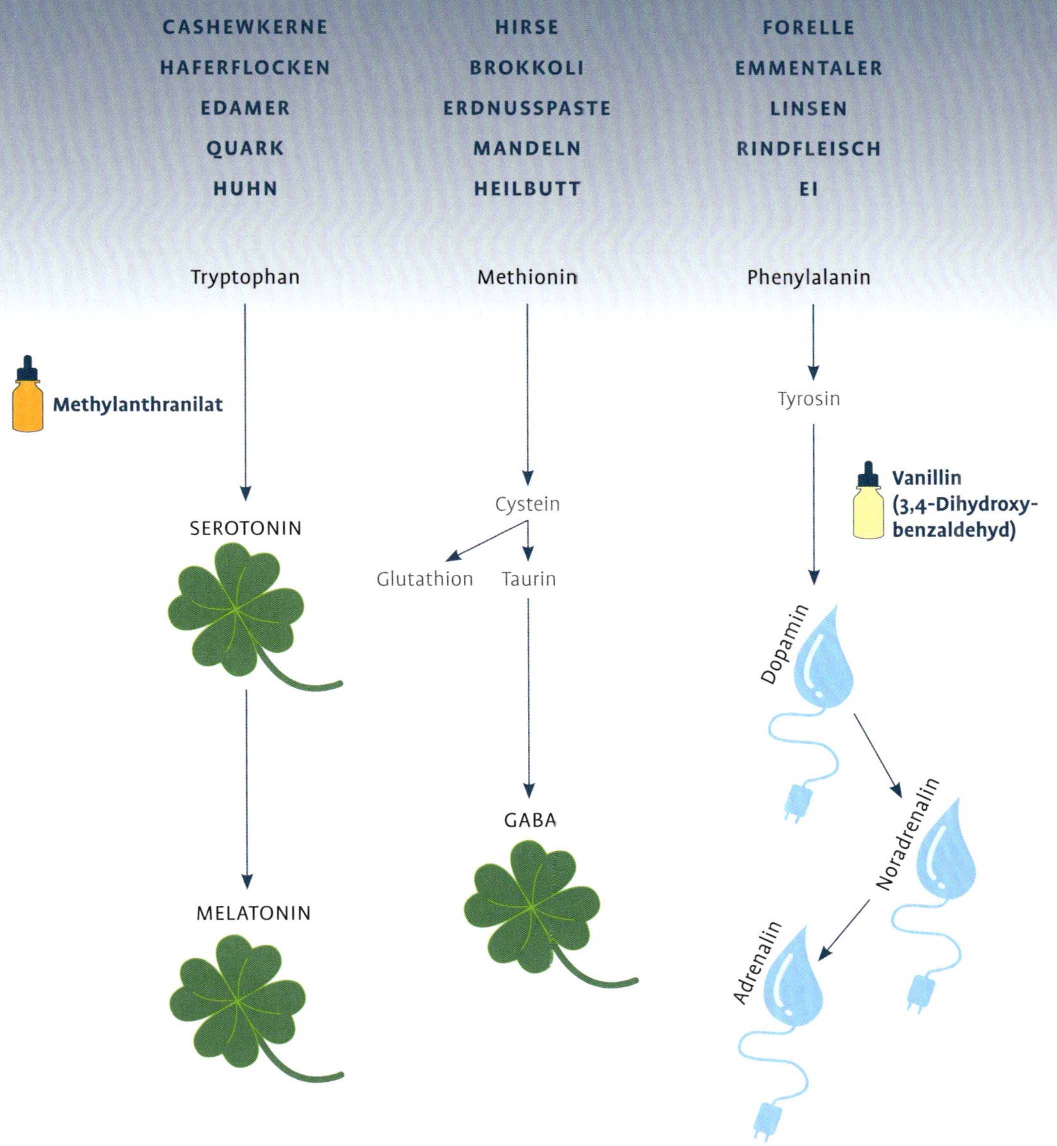

Download-Code für die Grafik auf der hinteren Klappe.

Duftende Seelenschmeichler als Ergänzung

Haben wir mit entsprechenden Lebensmitteln für die richtige, hochwertige Basis gesorgt, können duftende Unterstützer, die wir einatmen, das sprichwörtliche Tüpfelchen auf dem i bilden, um unsere Glücksgefühle abzurunden.

So gehört das Duftmolekül Linalylacetat (z. B. in Lavendel, Muskatellersalbei, Petit Grain) zu einer größeren Gruppe von duftenden Seelenschmeichlern: Molekülen namens Ester. Inzwischen gibt es wunderbare Belege dafür, dass diese sehr hilfreich wirken, um unsere GABA-Rezeptoren zu unterstützen.

Die Geschichte von „Schwester Ester"

Wir erzählen in unseren Kursen gern von „Schwester Ester", einer liebenswerten Pflegeperson: Nichts ist ihr zu mühsam, ihr großes Herz ist für alle offen. Sie kommt immer dann zu Hilfe, wenn ein Menschenwesen am Boden zerstört ist. Dann verbreitet die liebe „Schwester Ester" ihre feinen Düfte, und alles wird wieder gut.

Viele Ester duften sehr angenehm blumig bis fruchtig-lecker. In manchen ätherischen Ölen machen die Monoterpen-Ester 50–75 % Anteil aus. In durch Extraktion gewonnenen Düften genügen bereits winzige Mengen der aromatischen Ester, um einen deutlichen Einfluss auf die Psyche auszuüben.

ÄTHERISCHE ÖLE BEI PSYCHIATRISCHEN ERKRANKUNGEN

Da manche dieser Erkrankungen, wie etwa die Schizophrenie, mit einer veränderten Riechwahrnehmung einhergehen, sollten nur Erfahrene die Düfte auf der folgenden Seite an entsprechend erkrankten Patienten und Patientinnen anwenden. Diese werden dann überaus vorsichtig, kaum wahrnehmbar dosiert. Auch Menschen, die Psychopharmaka einnehmen, sollten sich grundsätzlich immer sehr vorsichtig mit Naturdüften beschäftigen und eventuelle Abneigungen respektieren.

Schwester Ester

Moleküle, die trösten und umarmen

MONOTERPEN-ESTER

Entstehen im pflanzlichen Kohlenhydrate-Stoffwechsel, größere Mengen sind für den entspannenden und stimmungsaufhellenden Effekt nötig. Hauptsächlich in destillierten ätherischen Ölen.

Balsamtanne {20 %}
Bergamotte {50 %}
Bergamottminze {65 %}
Fichtennadel {45 %}
Immortelle {50 %}
Kamille (römisch) {50 %}
Kardamom {44 %}
Lavendel {35 %}
Muskatellersalbei {75 %}
Myrte (rot) {22 %}
Neroli {15 %}
Petit Grain {60 %}
Rosengeranie {13 %}
Ylang Ylang {10 %}

AROMATISCHE ESTER

Entstehen im pflanzlichen Eiweiß-Stoffwechsel, winzige Mengen sind für den entspannenden und stimmungsaufhellenden Effekt ausreichend. Hauptsächlich in Extrakten und durch Pressung gewonnenen Ölen.

Benzoe {75 %}
Champaca {40 %}
Frangipani {10 %}
Ginster {30 %}
Jasmin {80 %}
Magnolie {7 %}
Mandarine {1 %}
Petit Grain Mandarinier {50 %}
Tuberose {20 %}
Wintergrün {96 %}
Ylang Ylang {25 %}

Download-Code für die Grafik auf der hinteren Klappe.

Stress verursacht Entzündungen

„Stress ist alles, was der Körper nicht in Normalfunktion ausüben kann", diese knappe Definition zeigt gut, dass unser modernes eiliges Multitasking-Leben unserer körperlichen und seelischen Gesundheit erheblich zusetzen kann – mit besorgniserregenden Folgen.

2017 berichtete eines der renommiertesten Medizin-Fachjournale, The Lancet, über den Zusammenhang zwischen Dauerstress und seinen Folgen im gesamten Körper. Bei den rund 300 Probanden, die über starken Stress klagten, konnte nachgewiesen werden, dass die Aktivität der tief im Hirn gelegenen Amygdala erhöht war. Dieser auch als Mandelkern bezeichnete Multitasking-Bereich ist zugleich einer der Hauptakteure bei der Verarbeitung von Düften. Er muss auch Gefühle wie Angst und Ärger ausbalancieren: Unter Stress sendet er Signale an das Knochenmark und andere Körperregionen, damit sie vermehrt weiße Blutkörperchen und weitere Entzündungsstoffe produzieren.

In dieser Studie wurde ferner gezeigt, dass durch Stressgefühle die Blutgefäße der Teilnehmer überdurchschnittlich verhärtet und weniger durchlässig waren. Ihr Infarktrisiko war um fast 60 Prozent erhöht, wenn der Mandelkern ständig Signale des Unwohlbefindens abfeuerte. Wobei wir wieder bei der wörtlichen Bedeutung des Wörtchens Angst wären: Enge. Stress und Angst, insbesondere wenn sie uns Menschen über lange Zeiträume in Schach halten, fördern also Entzündungen und andere abbauende Prozesse in unserem Körper!

STRESSFOLGEN ÜBER GENERATIONEN

Besonders beunruhigend sind neuere Erkenntnisse, dass Angst und insbesondere traumatische Erlebnisse einen Einfluss auf unsere genetische Ausstattung haben. Dauerstress wirkt also wie ein Stempel, der an unsere Nachfahren weitergegeben wird. Es konnte inzwischen gezeigt werden, dass Kinder von Menschen mit Kriegstraumata deren genetische Störsignale in sich tragen.

Mit Wohlfühl-Düften gegen Dauerstress

Was liegt also näher, als den so extrem beanspruchten Mandelkern mit einem Gegenprogramm zu verwöhnen? Insbesondere in Zeiten, in denen wir dem Stress nicht entfliehen können, beispielsweise bei Durststrecken am Arbeitsplatz, in anspannenden familiären Situationen, nach Tod und Trauer, in wirtschaftlich schweren Zeiten. Ätherische Öle, die einen hohen Anteil an Estern enthalten oder Spuren von stickstoffhaltigen Molekülen, sind sozusagen Weite-Düfte, also Substanzen, die diesen Verengungstendenzen im Körper entgegenwirken können (Seiten 27 und 44).

Frauen übrigens dürften streng genommen gar keinen Dauerstress erleben. Sie sind nur unzureichend mit dem Stress-Bremse-Enzym namens Catechol-O-Methyltransferase ausgestattet. Als inzwischen meist ebenso wie Männer beanspruchte Wesen bräuchten sie mehr davon, denn dieses wichtige Enzym übt eine Schutzwirkung auf viele Gewebe aus und spielt auch eine entscheidende Rolle beim Östrogen-Stoffwechsel. Ständig bereitzustellendes Cortisol nimmt den Erdenbewohnerinnen einen erheblichen Anteil am Gelbkörperhormon Progesteron weg. Erst dieses fettlösliche Hormon ermöglicht eine Schwangerschaft: *pro gestatio* bedeutet „zum Tragen", also zum „Schwanger-Sein". Doch in „Notfällen" wird es als Reservebaustein herangezogen, um das ebenso fettlösliche Cortisol zum Bewältigen von Stressreaktionen bereitzustellen.

Problematischer „Stress-Stoffwechsel"

Kaum jemandem ist bewusst, dass Cortisol das stärkste abbauende Hormon ist. Dadurch, dass es enorme Leistungen (der Abwehr und Reaktion) ermöglicht, stellt es dem Körper blitzschnell Energiereserven zur Verfügung. Dazu wird jedoch wertvolles Eiweiß, etwa aus den Muskeln und dem Immunsystem, geopfert. Die Reserven schwinden, die Glücksbotenstoffe reduzieren sich tagtäglich, sogar kleinste Strukturen im Gehirn schrumpfen. Darum wird dieser durch das Cortisol induzierte Stress-Stoffwechsel „Energie-Kannibalismus" genannt.

SANFT EINGREIFEN

Das Hormon Cortisol sollte behutsam „gebändigt" werden: In stressigen Situationen verleiht es uns (emotionale) Bärenkräfte, auf Dauer zehrt es jedoch buchstäblich an uns. Mit bestimmten ätherischen Ölen können wir uns nachweislich schützen.

So sind wir für sämtliche kürzere Attacken im Leben gut gerüstet. Doch was passiert, wenn ein Individuum Dauerstress über Wochen oder gar Monate erleidet? Stress baut den Treibstoff unserer Muskeln (ATP, Adenosintriphosphat) ab, Dauerstress bringt den Körper in einen Zustand wie nach einem Marathonlauf – dauerhaft. Das Abbauprodukt Adenosin ist ein starker Unterdrücker des Immunsystems, es vermindert zudem die Ausschüttung des Belohnungsbotenstoffs Dopamin.

Auch die Funktionen von Acetylcholin werden durch Dauerstress beeinträchtigt, somit u. a. die geistige Klarheit. Konzentrationsstörungen, Mattigkeit und Müdigkeit gehören bald zur Tagesordnung.

Die gute Nachricht: Diverse Moleküle aus ätherischen Ölen können diesen Raubbau aufhalten. Inzwischen können wir in zahlreichen Studien nachlesen, dass die Konzentration von Cortisol im Speichel bereits nach einigen Minuten des tiefen Schnupperns (also stoßweisem, tiefem Einatmen) messbar geringer wird.

Homöostase – die Erhaltung des Gleichgewichts

Alles in unserem Körper ist der sogenannten Homöostase unterworfen: Spieler und Gegenspieler sind idealerweise im Gleichklang. Wir schlafen oder sind wach, Blutdruck und Herzschlagfrequenz fallen und steigen. Unterschiedliche Substanzen werden gebildet und abgebaut. Tausende solcher Prozesse laufen Tag und Nacht unbemerkt ab.

Doch im Alltag wird die Balance unseres Systems durch regelrechte Achterbahnfahrten sehr gefordert: Unser Dasein ist umgeben von nie gekannter Luft- und Lichtverschmutzung, neuartigen Strahlungen, unnatürlichem Hintergrundrauschen sowie circa 365 000 toxischen Stoffen, die unser System buchstäblich sekündlich prüfen und einordnen muss. So kann dieses fein schwingende Pendel zunehmend aus der Balance geraten, dafür muss man nicht einmal übermäßig sensibel sein.

Zwei Gegenspieler: Nervus sympathicus, Nervus parasympathicus

Wir befinden uns fast durchgehend im Fluchtmodus, der Anteil unseres Nervensystems, der vom Nervus sympathicus gesteuert wird, hat die Oberhand. Dieser stellt uns ungeahnte Kräfte zur Verfügung, damit wir reagieren können wie einst unsere Vorfahren, die so beim Nahen eines Dinosauriers in Windeseile auf den nächsten Baum klettern konnten. Oder mit Geschwindigkeitsrekorden die Flucht ergreifen. In der sicheren Höhle angekommen, baute sich das überschießende Adrenalin (und andere hilfreiche Stressmoleküle) wieder ab: Der wichtige Gegenspieler des Sympathikus, der Nervus parasympathicus, übernahm nun die Steuerung des Körper-Orchesters.

Dieser Anteil des Nervensystems ist bei den meisten Menschen inzwischen fast funktionslos geworden. Wir sind meistens hochtourig unterwegs, wir regenerieren uns kaum noch. Die Nächte werden kürzer und unruhiger. Medikamente, tägliche alkoholische Schlummerdrinks und flimmernde Bildschirme vor dem Schlafengehen sind selbstverständlich geworden, obwohl damit die Reparaturmechanismen noch ein Stück mehr unterbunden werden.

WIR SOLLTEN …

… und dürfen uns kleine Auszeiten gönnen, damit der regenerierend wirkende Anteil des Nervensystems wieder zum Zug kommt: Mit ätherischen Ölen können wir diese wichtige Funktion aktivieren.

Unterstützung für die Nervensystem-Balance

Wenigstens können wir die ätherischen Öle zu wertvollen Verbündeten zum Ausgleich beider Teile des Nervensystems machen: Was eher subjektiv spürbar ist als objektiv messbar, sind die regulatorischen, also balancierenden Effekte vieler naturheilkundlicher Anwendungen. Einige ätherische Öle wirken diesbezüglich wirklich wie kleine Wunder.

Die Übersicht zeigt einen Teil dieser faszinierenden Ausstattung, für die es sich lohnt, achtsamer auf sie aufzupassen. Auch sogenannte Adaptogene einzunehmen kann in anspruchsvollen Zeiten dieses feine Zusammenspiel unterstützen: Heilpilze wie Reishi und Shiitake, Ashwagandha, Bacopa, Ginseng, Maca, Rhodiola, Schisandra, Süßholz, Tulsi und viele mehr.

ACHTUNG

Kein ätherisches Öl kann absolut einer Kategorie zugeordnet werden. Es wirkt unterschiedlich je nach Anbaugebiet, Charge, individuellen Vorlieben und Situation. Wie die beiden Pole eines Steckers müssen beide Nervensysteme im Einklang sein.

NERVUS PARASYMPATHICUS YIN

ACETYLCHOLIN, SEROTONIN

Wellness • Massage • Yoga • Meditation

NACHT

Basische Tendenz

- Ruhe, Entspannung, Genuss
- Stoffwechsel im Aufbau, mehr Insulin im Blut
- Reparaturvorgänge, Regeneration
- kleine Pupillen, scharfes Sehen
- Verengung der Bronchien, nächtlicher Asthmaanfall
- Haut, Schleimhaut mehr durchblutet
- Verdauungsorgane mehr durchblutet
- Verdauungsorgane Magen, Darm, Blase aktiviert
- Körperwärme sinkt, Wolldeckengefühl, Kuscheln
- Durchblutung der Geschlechtsorgane, Erektion

Verstärkung durch: Nikotin, Morphin

> Benzoe
> Bergamottminze
> Jasmin
> Kamille (röm.)
> Mandarine
> Muskatellersalbei
> Petit Grain
> Sandelholz
> Tonka
> Vanille
> Ylang Ylang
> Zirbelkiefer

YANG NERVUS SYMPATHICUS

ADRENALIN, NORADRENALIN

Sport • Marathonlauf • geistige Hochleistung

TAG

Tendenz zur Azidose (Übersäuerung)

- powert, heizt an, Leistung, Aktivität
- Stoffwechsel auf Hochtouren, Lust, Schmerz
- große Pupillen, eher unscharfes Sehen
- Atemwege durchblutet, Bronchien erweitert
- Entspannung des Uterus bei Nichtschwangeren
- Kontraktion des Uterus bei Schwangeren
- Schweiß, Körperwärme steigt, Energieabgabe
- Stress, Schock, Bewusstlosigkeit
- Eiweißverbrauch, Zucker im Blut wird benötigt und abgebaut
- Ejakulation

Verstärkung durch: Alkohol, Atropin, Haschisch

> Balsamtanne
> Eucalyptus (globulus & radiata)
> Gewürznelke
> Ingwer
> Kardamom
> Pfeffer
> Rosmarin
> Thymian Ct. Thymol
> Wacholder
> Zypresse

ausgleichend

> Bergamotte
> Grapefruit
> Ho-Blätter
> Indianernessel (Monarde)
> Kamille (blau)
> Lavendel
> Lemongrass
> Lorbeer
> Majoran
> Myrte
> Neroli
> Orange
> Palmarosa
> Rose
> Rosengeranie
> Thymian Ct. Linalool
> Weihrauch
> Zitrone

Download-Code für die Grafik auf der hinteren Klappe.

Wie werden ätherische Öle angewendet?

Mit einfachen Anwendungsmöglichkeiten können Sie sich, Ihrem Körper und Ihrer Seele im Alltag Gutes tun. Sie können ätherische Öle präventiv einsetzen, sie jedoch auch bei akuten Problemen als unterstützende Ersthelfer nutzen.

Da viele verschiedene Körperzellen auf Duftreize reagieren, wirken Naturdüfte ganzheitlich ausgleichend und heilsam. Ob Eukalyptusaroma, süß-sommerliches Lavendelflair, ein Hauch erfrischender Zitronenduft, das Odeur von Fichtennadelöl oder ein Anklang von Mandarinen: Düfte erzeugen Assoziationen, wecken Erinnerungen an schöne Momente oder Lieblingsorte.

Anwendungen auf der Haut

Für Hautanwendungen wie Aroma-Massagen müssen ätherische Öle stark verdünnt werden: Eine grobe Richtlinie ist das prozentuale Vorkommen des Öles in der lebenden Pflanze; dieses beträgt in den meisten Fällen maximal ein Prozent.

Indem wir Muskeln und das darunter liegende Bindegewebe berühren und sanft massieren, können wir nach und nach Verhärtungen auflösen, der „Körperpanzer" kann wieder lernen loszulassen. So werden gleichzeitig auch seelische Prozesse ganz sanft balanciert. Ätherische Öle mit entspannenden und angstlösenden Wirkungen unterstützen seelische Prozesse, sodass eine Aroma-Massage zur ganzheitlichen Be*hand*lung wird, zu einem Fest für Körper und Seele, das wir uns alle paar Wochen gönnen sollten.

Für den Alltag haben sich schnell umzusetzende Anwendungen mit einfachen Rezepturen bewährt. Zunächst kann der gesamte Körper nach dem morgendlichen Duschen mit einem feinen, stimmungsaufhellenden Körperöl verwöhnt werden. Wenn es schnell gehen soll, ist es auch hilfreich, eine duftende Mischung einfach auf Arme und Brustbereich aufzutragen. Ein duftendes natürliches Deo statt einer „Chemiebombe" wäre ebenfalls denkbar.

ANWENDUNGSEMPFEHLUNG: BITTE NICHT UNVERDÜNNT!

Seriöse Aromapraktiker, -berater oder -therapeutinnen werden immer eine verdünnte Anwendung empfehlen, meistens im Bereich zwischen 0,5 und 3 %. Diese entspricht ganz grob dem Vorkommen des ätherischen Öles in Pflanzen (nur wenige Pflanzen enthalten viel mehr als 1 % dieser hochaktiven Moleküle). Die therapeutische Einnahme ist in den deutschsprachigen Ländern unüblich, sie gehört allenfalls in die Hände von erfahrenen Therapeuten oder Ärzten.

Konstant unterstützen lassen

Da die meisten Bestandteile von ätherischen Ölen nur wenige Stunden im Körper verweilen, danach also abgeatmet und anderweitig ausgeschieden werden, sollten wir unsere Anwendungen bei heftigen oder länger anhaltenden seelischen Ausnahmesituationen alle drei bis maximal fünf Stunden wiederholen. So ist der Blutspiegel der hilfreichen Moleküle einigermaßen konstant. Mindestens drei Wochen dranbleiben!

Für solche Anwendungen finden wir den Einsatz eines kleinen Roll-ons und/oder von bunten Inhalierstiften besonders praktisch. Beides passt gut in Handtaschen und Büro-Rucksäcke, die Mischungen können aufgrund der geringen Menge der jeweiligen Gefühlslage und Uhrzeit schnell angepasst werden. Am Arbeitsplatz und zu Hause sind auch Raumsprays und Vernebler sinnvoll, es sollte lediglich darauf geachtet werden, dass Kollegen und Kolleginnen mit den ausgewählten Düften einverstanden sind. Daheim wird man zudem Rücksicht auf Kinder und Haustiere nehmen.

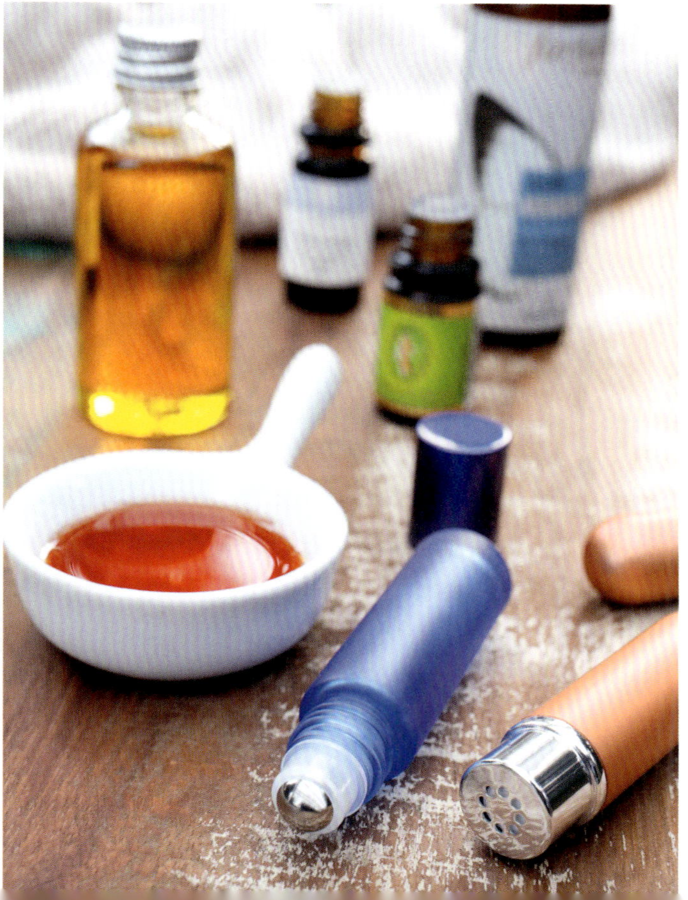

Mit praktischem und ästhetischem Zubehör fällt die regelmäßige Anwendung ätherischer Öle leicht.

Ätherische Öle kaufen und Rezepturen mischen

Der Kauf bei absolut vertrauenswürdigen Anbietern sollte selbstverständlich sein, wenn ätherische Öle zur Pflege, Vorsorge und Wiedererlangung der Gesundheit angewendet werden. Doch selbst für den Einsatz in Verneblern oder Duftlampen sollte man nicht zu minderwertiger Ware greifen. Und beim Zubereiten eigener Mischungen zählt natürlich Hygiene.

Unser aller Immunsystem ist schließlich schon genug mit der Bekämpfung und Verarbeitung naturfremder Substanzen beschäftigt. Weil ätherische Öle als „direkte Leitung ins Nervensystem" wirken, sollte stets auf beste Qualität geachtet werden.

Auch wenn beim Verkauf von ätherischen Ölen die Beratung oftmals fehlt: Wir haben ja unsere Nase, die auch relativ ungeübt vor schlechter Qualität zu warnen vermag. Sie kann uns vor Ölen schützen, die oxidiert sind, die aufdringlich synthetisch riechen, die uns nicht guttun. Auch kann ein Öl heute noch gut riechen, morgen lehnen wir es ab. Solchen Impulsen sollten wir unbedingt folgen.

Blick aufs Etikett – was ist wichtig?

Verständlicherweise ist es bei der großen Auswahl an Anbietern für Anfänger bisweilen verwirrend, insbesondere beim genaueren Blick auf die jeweiligen Etiketten. Diese sind oft mit Gefahrenzeichen versehen, die für den Laien beängstigend ausschauen – sie beruhen jedoch auf den gesetzlichen Vorschriften rund um den Verkauf von ätherischen Ölen.
Ein Anbieter von Naturdüften hat aus folgenden Deklarationsmöglichkeiten zu entscheiden:
> Bedarfsmittel
> Kosmetikum
> Lebensmittel
> Arzneimittel

LIEBER BIO

Da wir etliche belastende Moleküle in Nahrung, Luft und Wasser nicht vermeiden können, sollte die Anwendung von ätherischen Ölen aus zertifiziertem biologischen Anbau selbstverständlich sein.

Letzteres finden wir selten vor, denn um ein ätherisches Öl zum Arzneimittel zu machen, müssen strenge, millionenteure Studien durchgeführt werden. Therapeutische Hinweise wie „gegen Akne", „bei Kopfschmerzen" oder auch „bei Schlafstörungen" auf den Flaschen sind also, außer bei bestimmten Produkten aus der Apotheke, immer unzulässig.

Selbstverständlich sollte „100 % naturreines ätherisches Öl" auf dem Etikett ausgewiesen sein, der wissenschaftliche Name der verwendeten Pflanze sowie der genaue Pflanzenteil und das Herkunftsland sind ebenfalls Hinweise für einen seriösen Anbieter. Idealerweise finden Sie auch die Logos von unabhängigen Bio-Zertifizierern wie Demeter, Ecocert oder die Schweizer Knospe auf dem Etikett.

Selbst mischen – was ist zu beachten?

Das Selbstzubereiten von Mischungen sollte unkompliziert sein, jedoch darf natürlich die Hygiene nicht darunter leiden. Sammeln Sie beispielsweise intakte Schraubgläser von Marmeladen oder Brotaufstrichen und reinigen Sie diese gründlich in der Spülmaschine.

Auch gläserne Tiegel von Cremes und Deos können für den Hausgebrauch wiederverwendet werden. Vor dem Gebrauch sollten Sie recycelte Gefäße mit Alkohol reinigen. Dazu eignet sich Wodka oder Weizenkorn.

Zum Rühren werden Metalllöffel oder Glasstäbe benötigt. Sprühflaschen, kleinere Flaschen, Roll-ons, Inhalierstifte aus Glas, nachhaltige Cremedosen und Pflegestifthülsen sowie Messbecher bekommen Sie im Onlinehandel (Bezugsquellen Seite 156), vieles davon ist auch in Apotheken erhältlich.

Sammeln Sie außerdem Stoffwindeln, Bettlaken, Hand- oder Geschirrtücher, die nicht mehr gebraucht werden, daraus lassen sich wunderbar Kompressen in allen Größen zurechtschneiden.

Neben ätherischen Ölen, den fetten Pflanzenölen und Hydrolaten, benötigt man für manche Rezepturen noch Salz, Zucker, Honig, Sahne und Alkohol (70 %) oder Korn.

HILFREICHE SPATEL

Am besten besorgen Sie sich auch einige Spatel. Damit können Sie die jeweils benötigte Portion Ihrer Zubereitung hygienisch einwandfrei aus dem Tiegel entnehmen – vorausgesetzt natürlich, Sie waschen den Spatel nach jedem Gebrauch und trocknen ihn sorgfältig. Nehmen Sie Ihre kostbare Mischung dagegen mit den Fingern aus den Gefäßen, werden Sie immer ein paar Keime hineintragen. Das geht auf Kosten der Haltbarkeit.

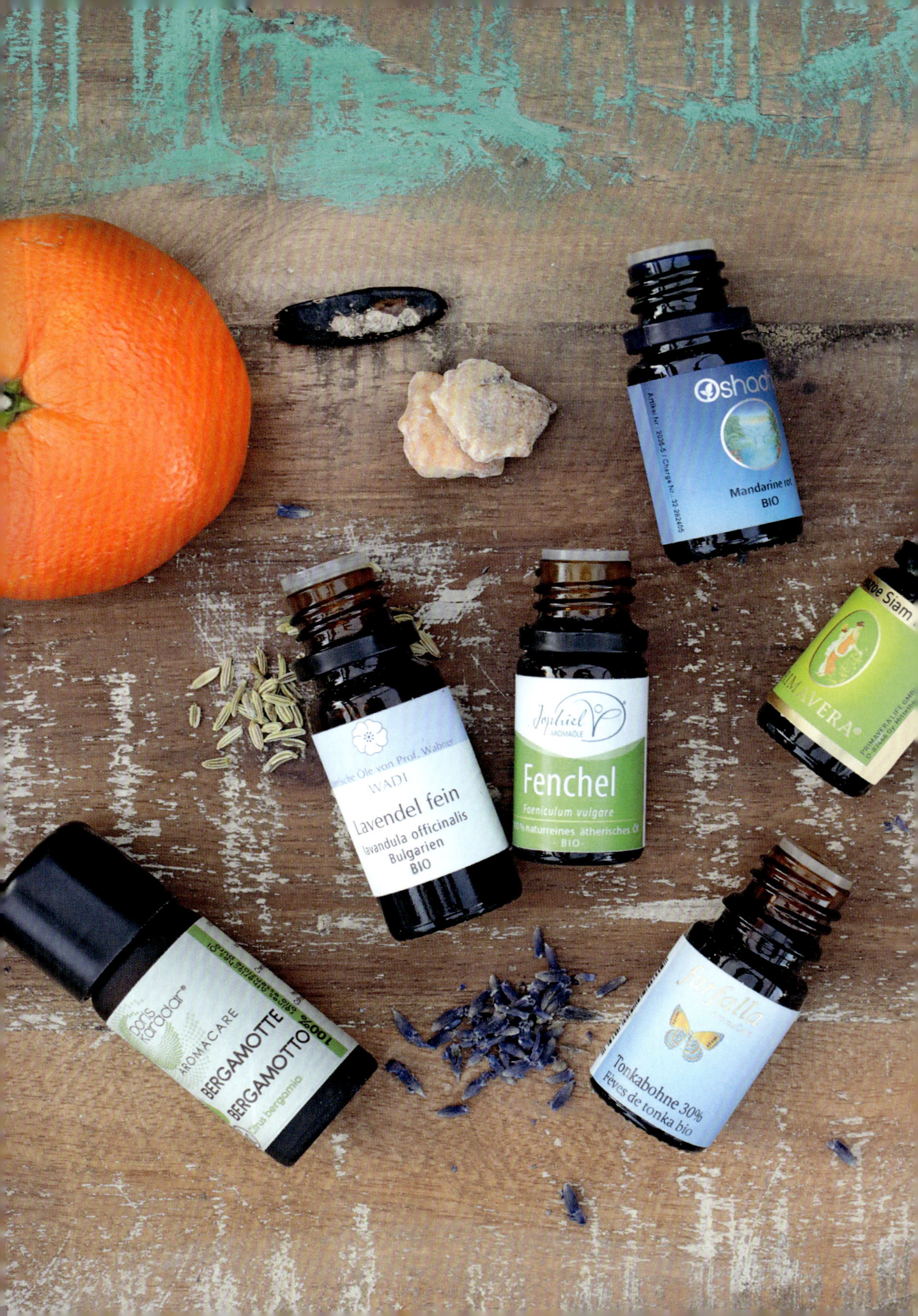
Mandarine rot
BIO
WADI
Lavendel fein
Lavandula officinalis
Bulgarien
BIO
Fenchel
Foeniculum vulgare
BIO
AROMACARE
BERGAMOTTE
BERGAMOTTO
Tonkabohne 30%
Fèves de tonka bio

Ätherische Öle: Heilmittel mit Persönlichkeit

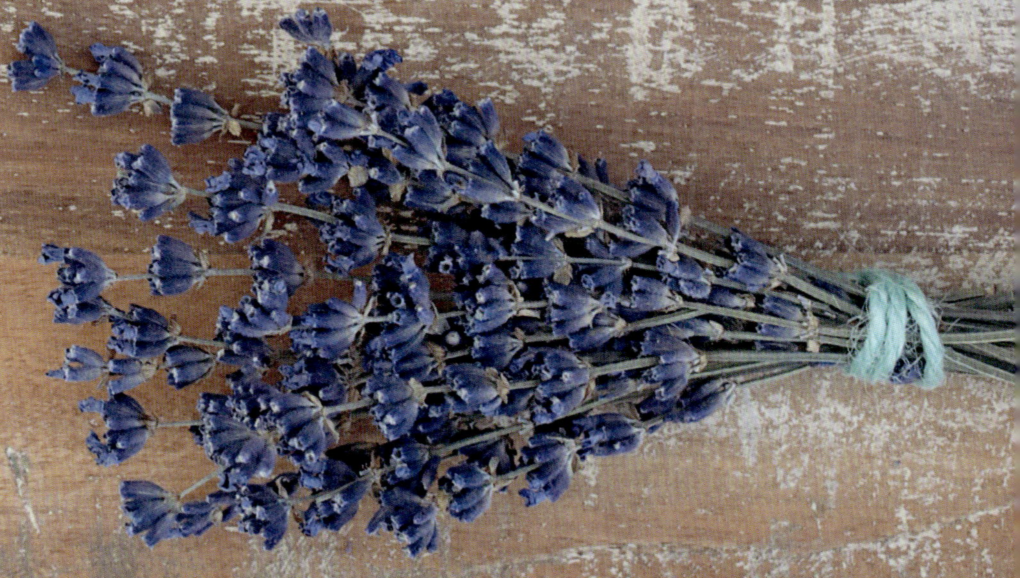

Neroli

Orangenblüten, *Citrus × aurantium*

Wenn dieser Duft mich berührt, unterstützt er mich als Retter in der Not.

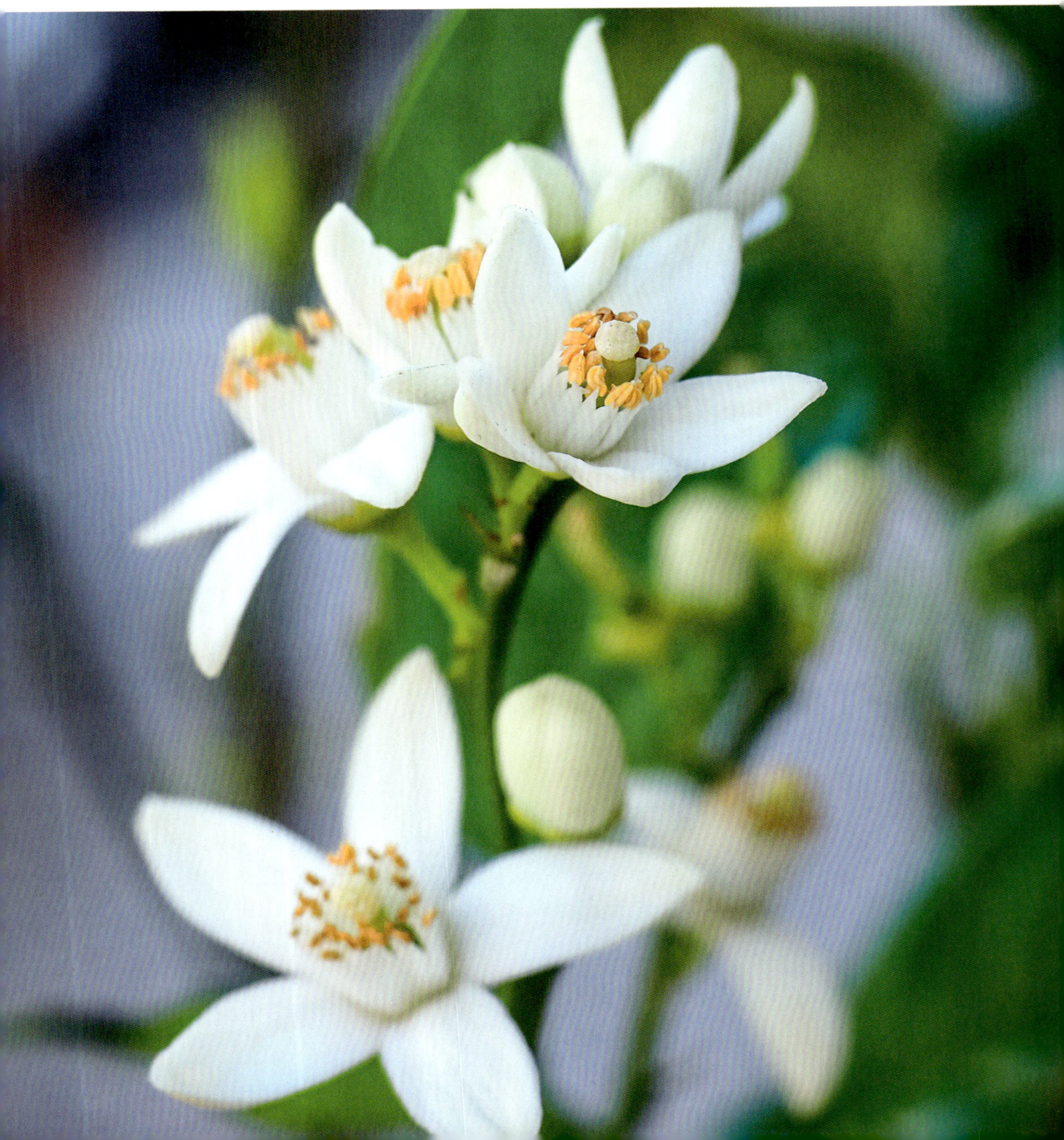

Dieses ätherische Öl steht als Rescue-Duft und Ersthelfer bei emotionalen Achterbahnfahrten über allen Seelendüften. Aus den Blüten des Bitterorangenbaumes gewonnen, ist es so mild, dass es als „Tröster" bei allen verängstigten, traumatisierten Lebewesen eingesetzt werden kann – auch bei Kleinkindern und Tieren.

Der recht hohe Preis dieses Duftes ist gerechtfertigt: Aus 1000–1200 Kilogramm Blüten wird ein Liter Neroliöl gewonnen. Der Ertrag ist höher als bei Rosenöl, dennoch nicht wirklich hoch. Grundsätzlich könnten alle Blüten von Zitrusbäumen zu diesem kostbaren Öl destilliert werden. Doch nur die Blüten des Bitterorangenbaumes werden entsprechend verarbeitet. Warum ist das so? Die Antwort liegt in den eher herb-säuerlich schmeckenden Früchten. Diese sind von nicht allzu großer kommerzieller Bedeutung, sodass ein „paar Blüten mehr oder weniger" die Ernte kaum verringern. Alle anderen Zitrusblüten sollen zu den begehrten Früchten heranreifen: Zitronen, Orangen, Grapefruits, Mandarinen ... Darum dürfen deren wundervoll duftende Blüten nicht von den Bäumen entfernt werden.

Das blumig-herbe, im Geruch an Kölnisch Wasser erinnernde Orangenblütenhydrolat wirkt entspannend, entkrampfend, regenerierend. Es eignet sich für den Einsatz im Vernebler und ist auch sehr beliebt als pflegendes Gesichtswasser.

Neroli ist bei fast allen Beschwerden einsetzbar – vor allem, wenn es sich um psychosomatische Probleme handelt. Wir erleben die Duftkombination aus Neroli und Petit Grain als klärend und unterstützend bei vielerlei „Herzensangelegenheiten" und Burn-out. Rein körperlich betrachtet helfen die enthaltenen Monoterpen-Ester enorm beim Loslassen, wirken sich jedoch erfahrungsgemäß auch sehr positiv auf die „wunde Seele", einschließlich Schocks, aus.

Petit Grain ist das ätherische Öl aus den unreifen winzigen Früchten und den Blättern des Bitterorangenbaumes. Wir empfehlen es als einen der wichtigsten Naturdüfte bei seelischen Turbulenzen, insbesondere wenn der Geldbeutel kein Neroliöl erlaubt. Sehr selten ist ein ganz besonderes Öl namens „Petit Grain sur Fleur" erhältlich: Bei diesem wundervollen Duft ist der Anteil der Orangenblüten bei der Blätterdestillation besonders hoch.

WIRKT AUF DIE PSYCHE:

- schocklösend
- angstlösend
- stark stimmungsaufhellend

Fühlt sich meine Nase vom Duft der Orangenblüte (Neroli) angesprochen, unterstützt er mich bei plötzlichen Schocksituationen, die das Leben erschüttert haben, und wird als „Erste Hilfe" eingesetzt. Dabei ist die Anwendung des Hydrolates ebenso wirksam wie die des ätherischen Öles. Aber auch bei seelischer Erschöpfung, Angst und starker Anspannung verspricht der leicht blumige Duft Erfolg.

DAS IST BESONDERS: Ein Sprühstoß des Hydrolates am Abend unter die Zunge verhilft Menschen, die durch Aufregung und/oder Angst nur schlecht zur Ruhe kommen, zu einem besseren Schlaf.

Lebe verspielt und kreativ

Die preiswerten Zitrusöle – oft Nebenprodukte der Fruchtsaftindustrie – werden in ihrer Wirkung auf die Psyche gern unterschätzt. Denn sie bestehen oberflächlich betrachtet fast nur aus D-Limonen. Doch die verblüffend stimmungsaufhellende und entspannende Wirkung wird anderen Molekülen zugeschrieben.

Zitrusöle bestehen zwar hauptsächlich aus D-Limonen, doch erst kleinste Anteile anderer Moleküle verleihen ihnen die jeweils besondere Note. D-Limonen ist ein Inhaltsstoff mit faszinierenden Eigenschaften. Doch genau genommen macht immer die Gesamtkomposition eines Naturduftes seine einzigartige Wirkung aus.

Die entscheidenden „Mini-Moleküle"

Bei Zitrusölen können wir besonders gut erkennen, dass nicht die Menge eines Inhaltsstoffes ausschlaggebend für eine bestimmte emotionale Reaktion ist. Beispielsweise sind Spuren der gebundenen Anthranilsäure in Zitrusschalen- und Zitrusblätterölen enthalten. Diese Säure regelt im Nervensystem Prozesse in unserem Kopf- und im Bauchhirn. Vermutlich verleihen die sogenannten Anthranilate den Zitrusdüften deren psychisch stabilisierende Wirkung.

Oft sind diese „Mini-Moleküle" für die Nasenträgerin gar nicht wirklich wahrnehmbar, sondern eher für aufmerksame Beobachter ihrer Mimik und Körpersprache. Fast unmerkliche Zuckungen, ein zartes, kurzes Lächeln, auch kurze angewiderte Bewegungen der Augen und Mundwinkel zeigen die wahren Regungen im Innern. Die Worte, die folgen, sind oft nicht so wahrhaftig wie diese „Grüße von tief innen". Mit gezieltem Beobachten und wertschätzenden Fragen können wir die Klientin zu ihrem im Moment perfekten Wohlfühlduft führen.

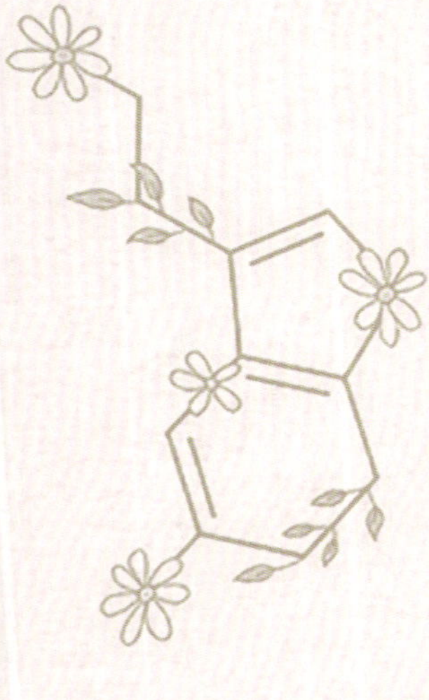

Positive Gefühle

Fast alle von uns verknüpfen schöne Assoziationen mit Zitrusdüften. Darum gehören sie zu den beliebtesten Düften bei Groß und Klein, wir empfehlen sie in zahlreichen Rezepturen. Schauen wir uns im Folgenden fünf wichtige Düfte aus dieser Gruppe an. Befragen Sie Ihre Nase, von welchem dieser Düfte Sie sich am meisten angesprochen fühlen.

Zitrusdüfte können Assoziationen von Frische, Gesundheit und Urlaub wecken, sie sind zudem von der Wissenschaft gut durchleuchtet als ideale Stresslöser.

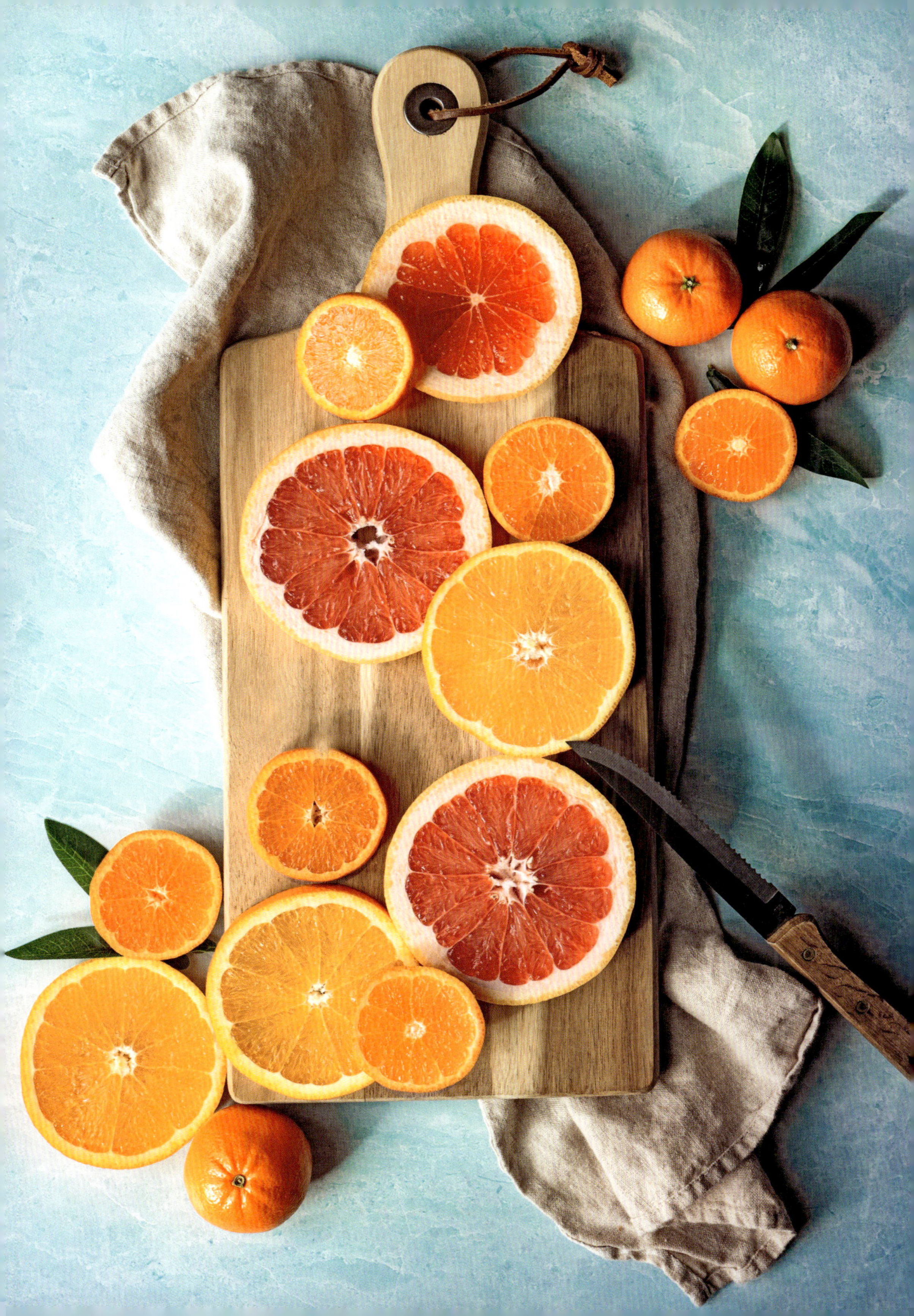

Bergamotte

Citrus × bergamia

Wenn dieser Duft mich berührt, hilft er mir in dunklen Momenten.

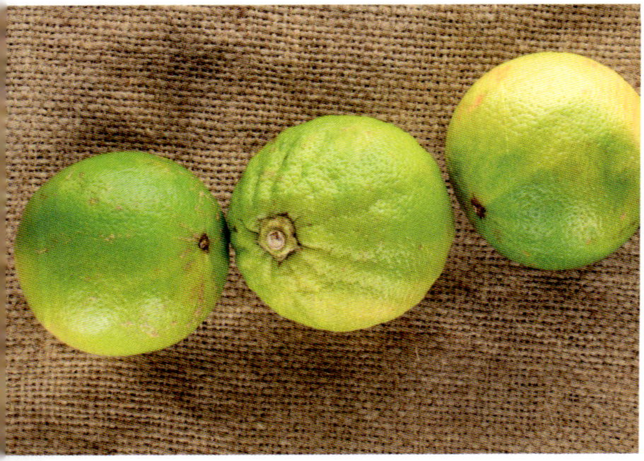

Anders als andere Zitrusfrüchte, die in vielen warmen Ländern gedeihen, fühlt sich diese zitronenähnliche Frucht hauptsächlich ganz im Süden Italiens wohl. Ihr ätherisches Öl tanzt bei den Zitrusölen etwas aus der Reihe, da es einen erheblichen Anteil an Estern sowie mehr Furocumarine als andere Zitrusdüfte enthält. Viele Cumarine wirken fluoreszierend, es sind also Moleküle, die einen sehr speziellen Bezug zum Licht aufweisen.

Die Bergamotte wurde früher als ungenießbar beschrieben, wird jedoch gern als sehr herbe Marmelade eingekocht: Ihr Saft ist extrem sauer und bitterer als der von Zitronen. Ihre Schale wurde bereits vor vielen Hundert Jahren in Eau de Colognes eingesetzt, ihre medizinischen Eigenschaften werden schon genauso lang hochgeschätzt.

WIRKT AUF DIE PSYCHE:

- beruhigend
- angstlösend
- stark stimmungsaufhellend

Fühlt sich meine Nase vom Duft der Bergamotte angesprochen, gibt er mir Halt, wenn die Tage dunkel bleiben und Ängste zum Dauergast werden. Er ist aufgrund der enthaltenen Furocumarine sozusagen die „Taschenlampe" der Aromatherapie, er bringt Helligkeit in den Alltag zurück. Denn diese Moleküle helfen uns – insbesondere in der dunklen Jahreszeit –, ein bestimmtes Spektrum des Lichtes besser zu nutzen. In winterlichen Wochen löst auch der erhebliche Anteil des „Lavendelduftstoffes" Linalylacetat seelische Knoten.

DAS IST BESONDERS: Dieses Öl passt zu abendlichen Anwendungen, jedoch ist auch eine lockere, fokussierte Konzentration möglich, und so kann es tagsüber die Arbeit strukturierter gestalten.

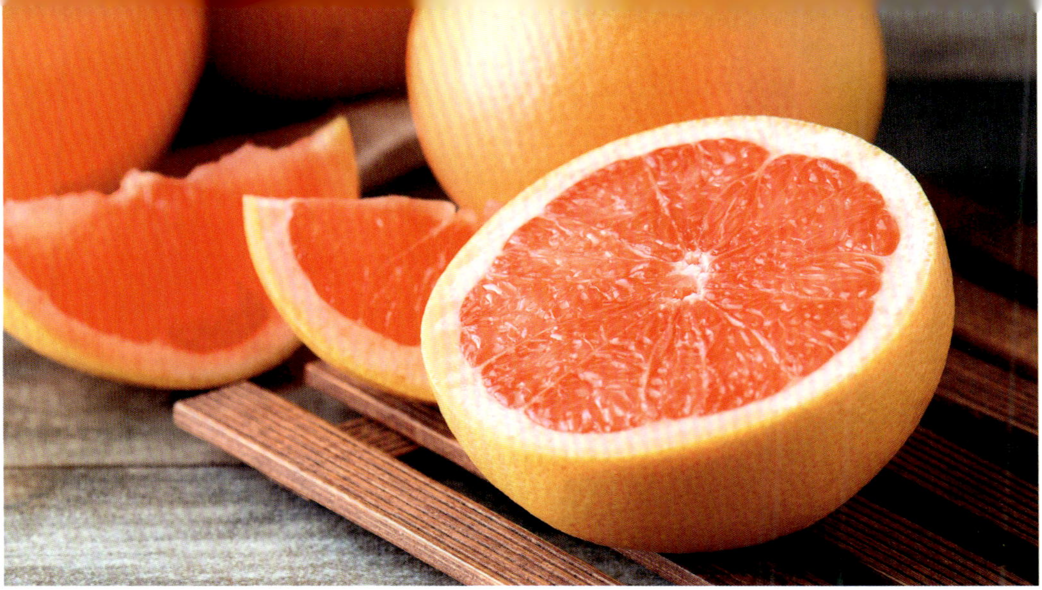

Grapefruit

Citrus × paradisi

Wenn dieser Duft mich berührt, hilft er, wenn mir die Worte fehlen.

Die meisten Menschen reagieren extrem positiv überrascht auf diesen Duft, vermutlich weil eine Spur an Nootkaton enthalten ist. Dieses Molekül, das auch in manchen Nadelölen vorkommt, prägt den unverwechselbaren Duft der Grapefruitschale; die Geruchsschwelle liegt bei 0,001 ppm, wir Menschen können also winzige Mengen davon wahrnehmen.

Noch extremer reagieren wir auf das enthaltene schwefelhaltige Mercaptan-Molekül Thioterpineol, es ist der Stoff mit der niedrigsten bekannten Geruchsschwelle. Der Duft der Grapefruitschale wurde auch durch eine lustige Studie bekannt, laut der Männer sich in der Altersschätzung arg vertun, wenn Frauen zart von diesem Duft umweht werden: Sie wirken dann circa sechs Jahre jünger!

WIRKT AUF DIE PSYCHE:
- stimmungsaufhellend
- entspannend und dennoch geistig aktivierend
- angstmindernd

Fühlt sich meine Nase vom Duft der Grapefruit angesprochen, unterstützt er ins Stocken geratene Kommunikation. Der Duft ist ein perfekter Begleiter, um emotional belastende Situationen „zu entschärfen“. Wir finden, Grapefruitöl sollte immer griffbereit sein, um seelische Stolpersteine aus dem Weg zu räumen. Es unterstützt bei Gefühlen von Einsamkeit und Resignation und hilft, emotionale Lähmungen zu überwinden.

DAS IST BESONDERS: Kaum jemand lächelt nicht beim Schnuppern an Grapefruitöl, dieser Duft kann tiefste Tiefen der Psyche berühren. Er wirkt wie ein Schlüssel für verriegelten Kummer, Verspannungen lösen sich schnell auf, gute Laune und Kreativität kehren ein.

Mandarine

Citrus reticulata

Wenn dieser Duft mich berührt, zaubert er mir ein Kinderlächeln ins Gesicht.

Diese Allerwelts-Winterfrucht – ursprünglich stammt sie aus China – ist so viel bequemer zu schälen als Orangen, darum kennt sie fast jeder aus der Kindheit. Bei echten Mandarinen finden wir neun Fruchtsegmente, wir essen jedoch meistens die süßeren, kernlosen Clementinen, diese bestehen aus mehr Schnitzen.

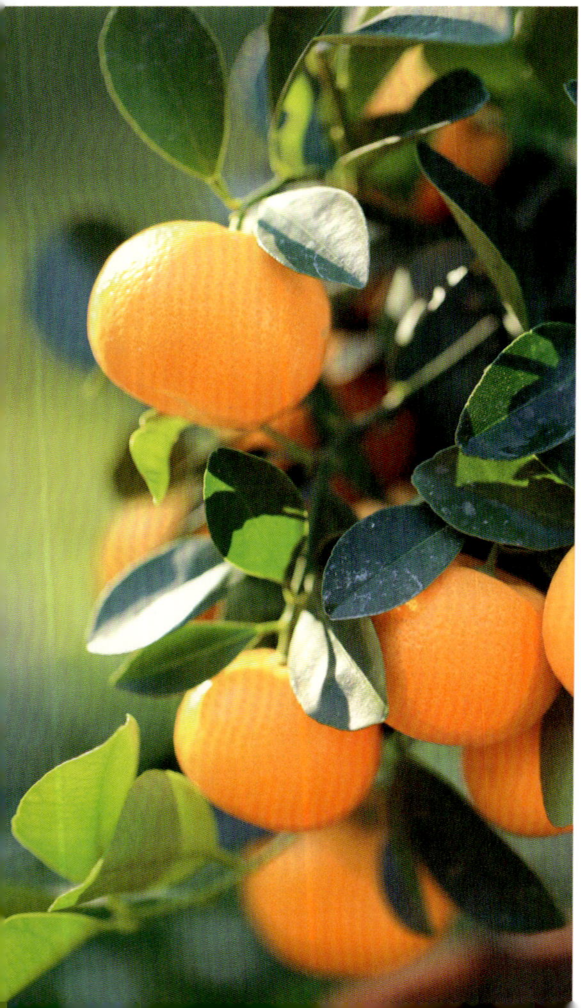

Petit Grain Mandarinier wird aus den Blättern des Mandarinenbaumes destilliert, mit seinen bis zu 50 % Methyl-N-Methylanthranilat erinnert der Duft schon mal an Tankstelle oder Pinselreiniger. Erstaunlicherweise wird immer wieder beobachtet, dass Menschen mit ADHS oder ähnlichen Symptomen den Duft wesentlich lieber annehmen als emotional ausgeglichene Personen.

WIRKT AUF DIE PSYCHE:
- stark beruhigend
- angstlösend
- schlaffördernd

Fühlt sich meine Nase vom Duft der Mandarine angesprochen, werden innere Anspannungen gelöst und die eigene Persönlichkeit auf kindlich-unbefangene Art gestärkt. Bei Angst und Belastungen beruhigt er und unterstützt bei der Bewältigung von Ärgernissen, besonders wenn einem diese wie eine Laus über die Leber laufen. Bei emotional verhärteten Menschen zaubert der „Kinderduft" wieder ein Lächeln ins Gesicht.

DAS IST BESONDERS: Ein für Zitrusschalenöle geringer Anteil am extrem psychisch aufhellend wirkenden Ester mit Stickstoff namens Methylanthranilat – sozusagen fast ein Gehirnbotenstoff – löst stark beruhigende Gefühle aus.

Orange

Citrus sinensis

Wenn dieser Duft mich berührt, hilft er mir, wenn mich Ängste plagen.

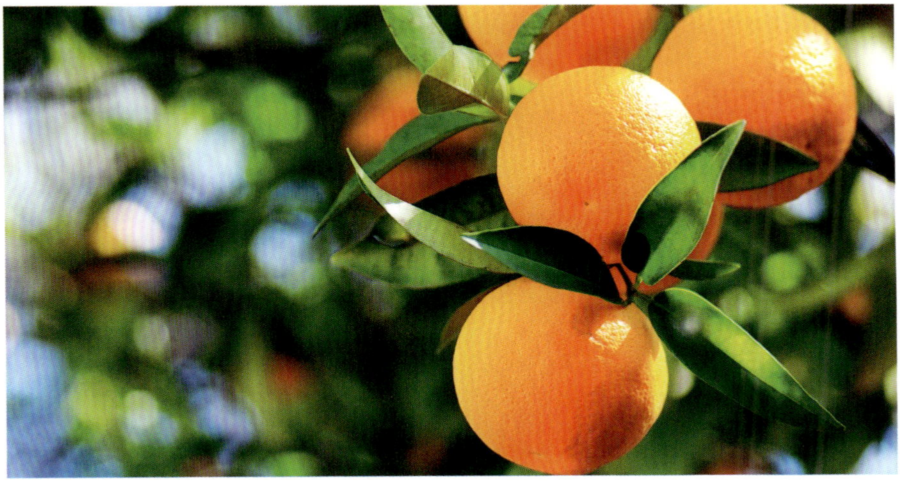

Die Orange wurde in einigen Regionen auch „Apfel aus China“ genannt, daher stammt die Bezeichnung Apfelsine. Diese wird gern als lecker-süße Frucht verspeist.

Die rote Fruchtfleischfärbung von Blutorangen ist eine Art Stressreaktion, sie entsteht in trockenen Gebieten mit starken täglichen Temperaturdifferenzen (Nachtfrösten). Das ätherische Öl der Blutorange ist darum ein wahrer Stresslöser, er besänftigt die Stresshormone, sorgt für mehr Gelassenheit und beruhigt bei innerer Unruhe.

Bitterorangenöl (*Citrus × aurantium*) duftet deutlich herber. Aus den Blättern dieses Baumes wird das „normale“ Petit-Grain-Öl destilliert, welches ein stark entspannend wirkt.

WIRKT AUF DIE PSYCHE:

- stressmildernd
- angstlösend
- stimmungsaufhellend

Fühlt sich meine Nase vom Duft der Orange angesprochen, hilft er mir bei Ängsten jeglicher Art, besonders wenn es um das Loslösen von Vertrautem geht. Schlägt die Anspannung auf die seelische und körperliche Verdauung, wirkt eine sanfte Bauchmassage mit (Bitter-) Orangenöl entkrampfend. Bei der Verarbeitung von Trauer ist der süß-fruchtige Duft der Orange ein tröstender Begleiter.

Orangenöl ist ein Öl für alle Fälle, wenn man sich verirrt hat, sich eingeschränkt fühlt und nicht so recht weiter weiß. Es öffnet die Tür, um den ursprünglich geplanten Weg wieder einzuschlagen. Grüblerinnen und „Bedenkenträger“ können durch Orangenöl mehr Gelassenheit erfahren.

DAS IST BESONDERS: Erstaunlich viele wissenschaftliche Arbeiten belegen, dass Orangenduft Ängste reduzieren helfen kann und eine deutlich antidepressive Wirkung hat.

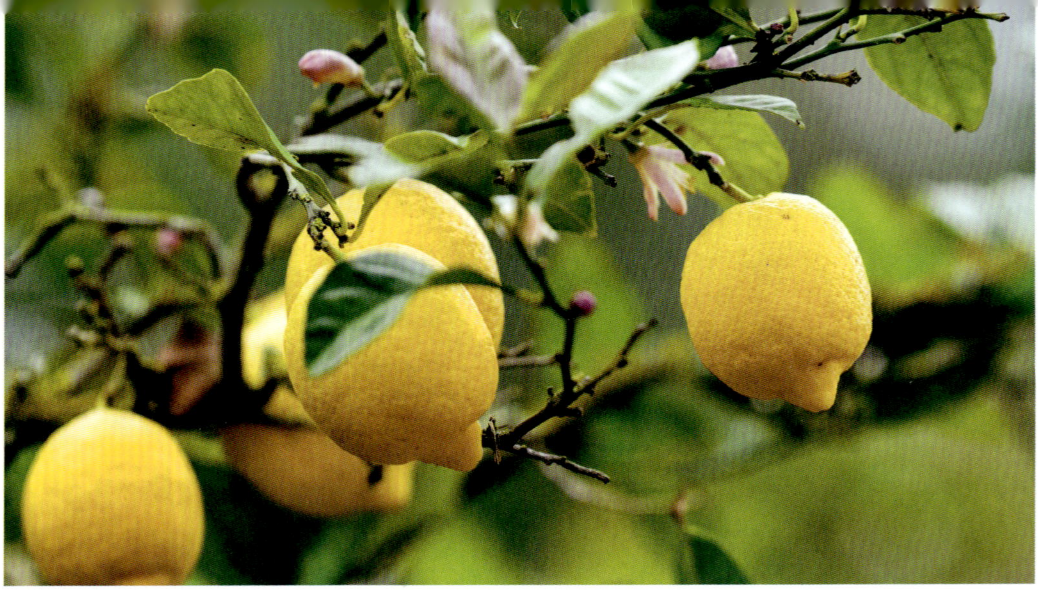

Zitrone

Citrus limon

Wenn dieser Duft mich berührt, verhilft er mir zu mehr Klarheit und Lebensfreude.

Zitronenbäume sind raschwüchsig, ihre jungen Triebe sehen mit dünnen Dornen sehr wehrhaft aus, die Blütenknospen sind zartviolett. Die riesigen Zedrat- oder Zitronatzitronen enthalten kaum Saft, sie gelten als die ersten in Europa angebauten Zitrusfrüchte und wurden auch wegen ihrer medizinischen Eigenschaften geschätzt. Das Petit-Grain-Öl aus den unreifen Früchten und Zitronenblättern duftet wundervoll herb-zitronig (weniger bitter als das „normale" Petit Grain, Seite 39).

Gelegentlich finden wir auch das Combavaöl aus der Schale der runzeligen, tiefgrünen *Citrus hystrix* (auch Kaffernlimette genannt). Auch die unterschiedlichen Limettenarten gehören zur engeren Verwandtschaft der Zitrone (*Citrus aurantifolia* und *Citrus × latifolia*, deren Öle wesentlich herber als Zitronenöl duften).

WIRKT AUF DIE PSYCHE:

- belebend, ohne aufzuregen
- seelisch erfrischend
- konzentrationsfördernd

Fühlt sich meine Nase vom Duft der Zitrone angesprochen, hilft er mir bei schwindender Konzentration, wirkt sanft belebend, ohne aufzuregen, und trägt dazu bei, Erlerntes besser zu behalten. Das ätherische Öl inspiriert den Geist, bringt Ordnung und Struktur, befreit den Kopf von „Gedanken-Nebelschwaden". Wenn Ängste und Sorgen auf den Magen schlagen, hilft es, die Übelkeit zu bewältigen. In psychologischen Tests konnte gezeigt werden, dass Zitronenduft in Räumen Sauberkeit suggeriert.

DAS IST BESONDERS: Zitronenöl wirkt sehr ausgleichend: Es kann müde Menschen erfrischen, doch überdrehte und unruhige Menschen können damit entspannen.

Tanke Klarheit und Frische

Wie gut uns Menschen in jeder Hinsicht Waldluft tut, ist nicht erst seit der Corona-Infektionswelle bekannt. Wenn wir entsprechende Studien zu Walddüften lesen, denken wir möglicherweise an sorglose Kindertage in der Natur.

Auch erinnern wir uns an unsere Vorfahren, die trotz härtester körperlicher Arbeit Kraft aus der Natur schöpften. Also liegt nichts näher, als möglichst regelmäßig einen Wald oder wenigstens einen Park aufzusuchen, die durch Bäume gefilterte Atemluft bewusst zu genießen. Vielleicht finden wir sogar Spaß daran, die immergrünen Nadelbäume zu identifizieren. Doch nicht jeder hat einen Wald in erreichbarer Nähe. Die Baumöle können uns den Wald sozusagen in die gute Stube bringen. Waldluft schenkt Energie und Gesundheit!

Fichte, Tanne, Kiefer & Co.

Für uns Mittel- und Nordeuropäer spielen insbesondere die Tannen und Fichten eine besondere Rolle, die Südländer lieben ihre Kiefern und Zypressen. Mit deren ätherischen Ölen können wir „Waldbaden“, dieser Trend namens Shinrin Yoku dient seit 1982 als Aufforderung für die japanische Bevölkerung, mehr in die Natur zu gehen und sich gesundheitlich zu stärken. Nachweislich beeinflusst das Einatmen von Nadelölen die Funktion unserer Immunzellen positiv. Zudem belegen wissenschaftliche Arbeiten die antitumorale Power der Terpene Limonen und Pinen.

Stabilität im Sturm des Lebens

Wenn unsere Seele die Lasten des Lebens kaum noch tragen kann, vermögen uns ätherische Öle aus Bäumen durch stürmische und schwere Zeiten zu helfen. Es ist etwa sehr leicht auszuprobieren, wie eine kurze morgendliche Einreibung mit beispielsweise Balsamtannenöl das körperliche und mentale Hier-Sein innerhalb weniger Minuten stabilisieren kann. Der Cortisolhaushalt wird ausgeglichen, wir können dem Alltagsstress besser begegnen.

Befragen Sie Ihre Nase, welches der Baumöle (auch andere, die hier nicht aufgeführt sind) mit Ihnen in Resonanz geht, ein Gefühl des tiefen Wohlbefindens auszulösen vermag.

Lorbeer

Laurus nobilis

Wenn dieser Duft mich berührt, kräftigt er mich, wenn ich mich schwach fühle.

Aus den Zweigen dieses bis zu zehn Meter hohen Baumes wurde der Lorbeerkranz gebunden, der einst Caesars Haupt zierte. Die Blätterkrone symbolisiert auch heute noch intellektuelle Fähigkeiten und geistige Meilensteine: Das französische Wort für Abitur (Baccalauréat, *le bac*) bedeutet, dass man sich seine Lorbeeren verdient hat.

Wer sich seine Lorbeeren noch verdienen muss, dem verhilft dieser Duft zu entspannter Konzentration und zu konzentrierter Entspannung. Das ätherische Öl aus den Blättern duftet kräftig-würzig und etwas herb-medizinisch.

WIRKT AUF DIE PSYCHE:
- ausgleichend
- nervenstärkend
- konzentrationsfördernd

Fühlt sich meine Nase vom Duft des Lorbeers angesprochen, stärkt dieser meine Nerven und gibt mir die nötige Power, gesteckte Ziele zu erreichen. Sein klarer, frischer Duft erfrischt den Geist und löst seelische Blockaden. In der Raumluft vernebelt, verleiht er Klarheit und Frische. Dazu kann Lorbeeröl mit Wacholder und Zitrone gemischt werden. Die entzündungshemmende und schmerzlindernde Wirkung nutzen wir, wenn Schmerzen durch psychische Dysbalancen verschlimmert werden.

Lorbeeröl ist ideal, wenn ein Ziel nicht mehr klar vor Augen steht, wenn uns Prüfungsängste und Vergesslichkeit plagen, auch, wenn das Leben schwer und träge geworden ist und man nicht mehr so recht in Schwung kommt.

DAS IST BESONDERS: Wer befürchtet, auf einen Burn-out zuzusteuern, wird die kraftspendende Wirkung des wunderbar würzigen Duftes der Lorbeerzweige schätzen lernen.

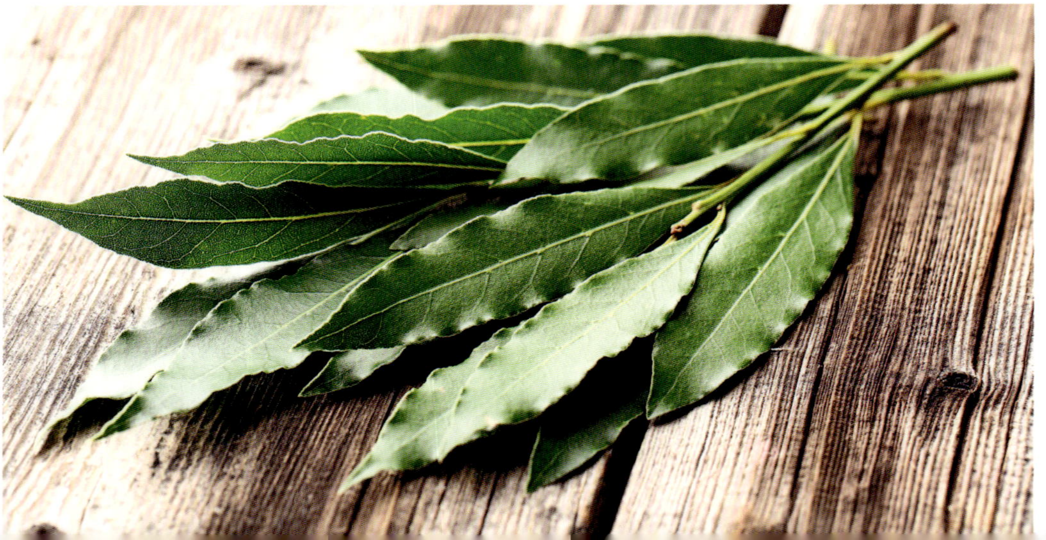

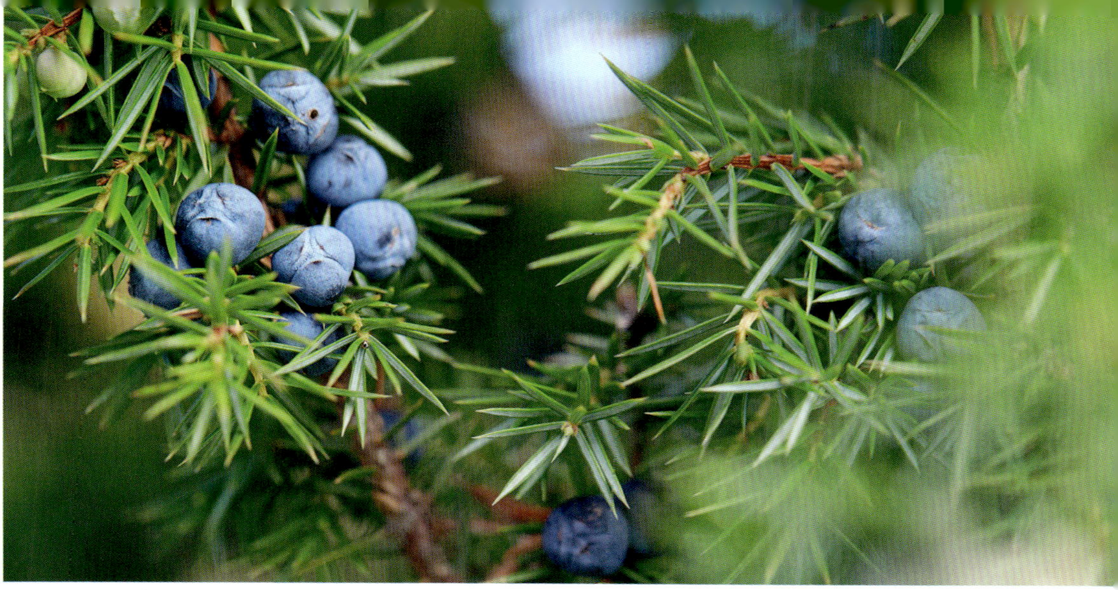

Wacholder

Juniperus communis

Wenn dieser Duft mich berührt, befreit er mich von negativen und belastenden Energien.

Wer schon einmal Wanderungen durch Gegenden unternahm, wo sich dieser stachelige Strauch (der manchmal auch baumförmig wachsen kann) wohlfühlt, erinnert sich womöglich an den wirklich sehr besonderen Duft. Hochwertige ätherische Wacholderöle – wie auch guter Gin – werden vorzugsweise aus den kugeligen, schwarzen Früchten destilliert.

WIRKT AUF DIE PSYCHE:

- klärend
- aufbauend
- konzentrationsfördernd

Fühlt sich meine Nase vom Duft des Wacholders angesprochen, hilft er mir beim Loslassen von negativen Empfindungen. Der sehr klare, fast etwas kühl wirkende Duft hilft, innere Anspannung, Stress und unnötigen Ballast loszulassen, besonders wenn dieser buchstäblich an die Nieren geht. Wacholder hat eine energetisch reinigende Wirkung und unterstützt beim Neubeginn, insbesondere nach kräftezehrenden und unguten Situationen, und auch beim Fasten, wenn seelischer Ballast abgeworfen werden soll und der Wunsch nach Klarheit besteht.

Wacholderduft kann bei Begegnungen mit Menschen und Problemen, die als belastend empfunden werden, zur Abgrenzung eingesetzt werden. Ein Hauch Wacholderöl in einem Lieblings-Zitrusöl hilft den seelischen „Reset-Knopf" zu drücken.

DAS IST BESONDERS: Vorsicht, eine Überdosierung kann bei empfindlichen Menschen Albträume erzeugen!

Weißtanne, Silbertanne

Abies alba

Wenn dieser Duft mich berührt, schenkt er mir das Gefühl von Zugehörigkeit und Vertrauen.

Wer noch echte Adventskränze und Weihnachtsbäume in der feierlichen Stube erleben durfte, kann mit diesem Duft auf eine innere Zeitreise gehen. Ältere Semester unter uns erinnern den Weißtannenduft im elterlichen Wohnzimmer und assoziieren ihn mit einem feierlich geschmückten Weihnachtsbaum.

Der wissenschaftliche Name *Abies* kommt vom Lateinischen *abire*, das so viel heißt wie „hochgehen", „weit gehen" und „nach oben streben". Nicht zufällig eignet sich Weißtannenöl hervorragend für selbst gemachte Raumsprays, die helfen, wenn der Wunsch nach mehr Zielgeradigkeit besteht.

WIRKT AUF DIE PSYCHE:

- stärkend
- klärend
- stimulierend

Fühlt sich meine Nase vom Duft der Weißtanne angesprochen, dann stabilisiert und unterstützt er mich in „stürmischen Zeiten", wenn das Vertrauen erschüttert und das Zugehörigkeitsgefühl abhanden gekommen ist. Wenn Stress und Überbelastung in Richtung Burnout steuern, kann der Duft der Weißtanne – eventuell kombiniert mit Grapefruit oder Blutorange – das Ruder wieder herumreißen. Wer sich in diesen Zeiten nur schlecht konzentrieren kann, profitiert vom fokussierenden Duft der Weißtanne.

DAS IST BESONDERS: Dieser Waldduft kann die kraftspendende Tätigkeit der Nebennieren aktivieren, er weckt die Lebensgeister, insbesondere wenn „der Motor morgens nicht gut anspringt" (Seite 88).

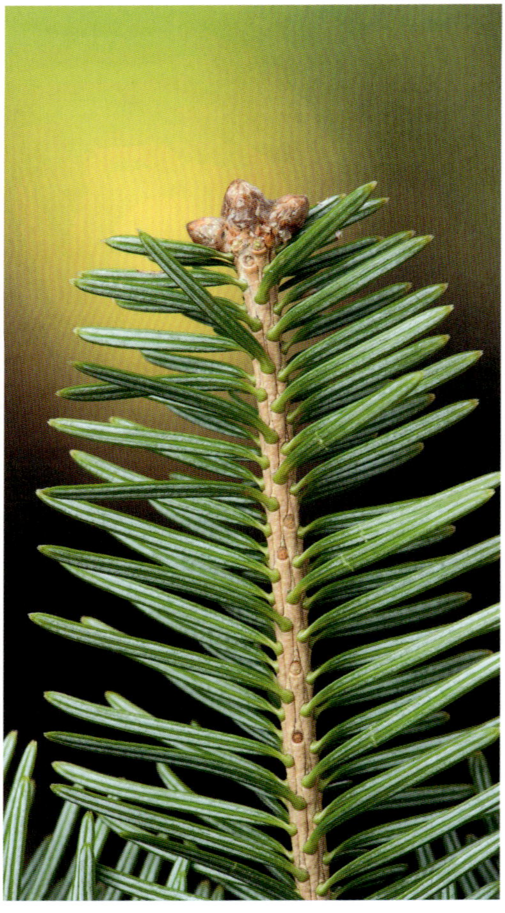

Zirbelkiefer, Zirbe, Arve

Pinus cembra

Wenn dieser Duft mich berührt, gibt er mir Mut für Veränderungen.

Zirbelkiefern gedeihen auf einer Höhe zwischen 1800 und 2400 Meter über dem Meeresspiegel. Extreme Temperaturschwankungen zwischen heißen Sommern und eisigen Wintern machen ihnen nichts aus. Blitze, Stürme, Steinschlag, Abhänge, Hitze und Kälte: Dieser Baum mit den kräftigen Wurzeln erträgt alles und lässt sich nicht unterkriegen. Im Gegenteil, diese vermeintlichen Widrigkeiten, dieser Existenzkampf und diese Herausforderungen bilden eine der schönsten Kiefernarten.

Dieses Sinnbild der absoluten Resilienz nutzen wir, wenn wir die seelische Widerstandskraft stärken möchten, sodass wir wie eine Zirbe mit den Unwettern tanzen statt zu brechen.

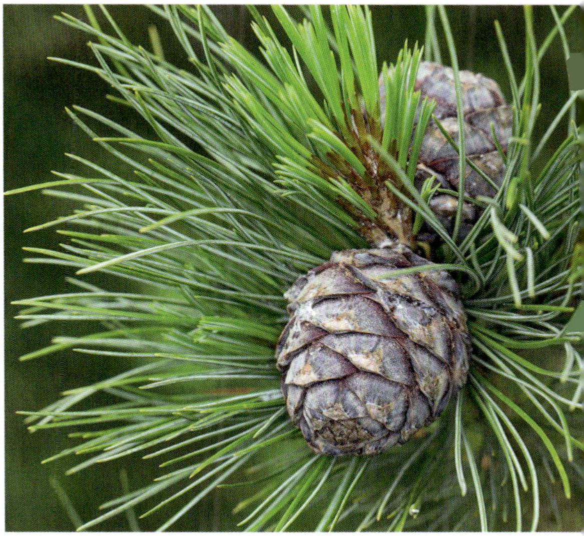

WIRKT AUF DIE PSYCHE:

- mutmachend
- angstlösend
- stärkend

Fühlt sich meine Nase vom Duft der Zirbelkiefer angesprochen, dann unterstützt er mich besonders in Situationen von Mutlosigkeit sowie in Zeiten, in denen große Veränderungen anstehen. Es ist schwierig, alte Gewohnheiten zugunsten von Neubeginn zu verlassen, der stabilisierende und doch sehr warm-beruhigende Duft der Zirbe kann diesen Prozess gut unterstützen. Besonders wenn Druck und Aufregung den Herzschlag beschleunigen, hat sich die Anwendung des Hydrolates bewährt. Wir empfehlen dieses ätherische Öl und das Hydrolat gern, wenn jemand von den „Stürmen des Lebens" und von Herzschmerz heimgesucht wurde, wenn ihr oder ihm fast der Boden unter den Füßen weggezogen wurde.

DAS IST BESONDERS: Manche Therapeuten schätzen das Öl als Schutzöl, um sich vom Leid und den Schwingungen der Patienten abzugrenzen.

Zypresse

Cupressus sempervirens

Wenn dieser Duft mich berührt, hilft er mir, meinen Fokus auf wichtige Dinge zu lenken.

Wenige Bäumen wachsen so vertikal, zeigen so deutlich in Richtung Himmel. Vermutlich ist dies der Grund, warum die immergrüne Zypresse zum Friedhofsbaum wurde. Sie symbolisiert das ewige Leben, den Weg nach oben zum Licht, auch wenn ihr dichtes grünes Kleid im Inneren stockdunkel ist.

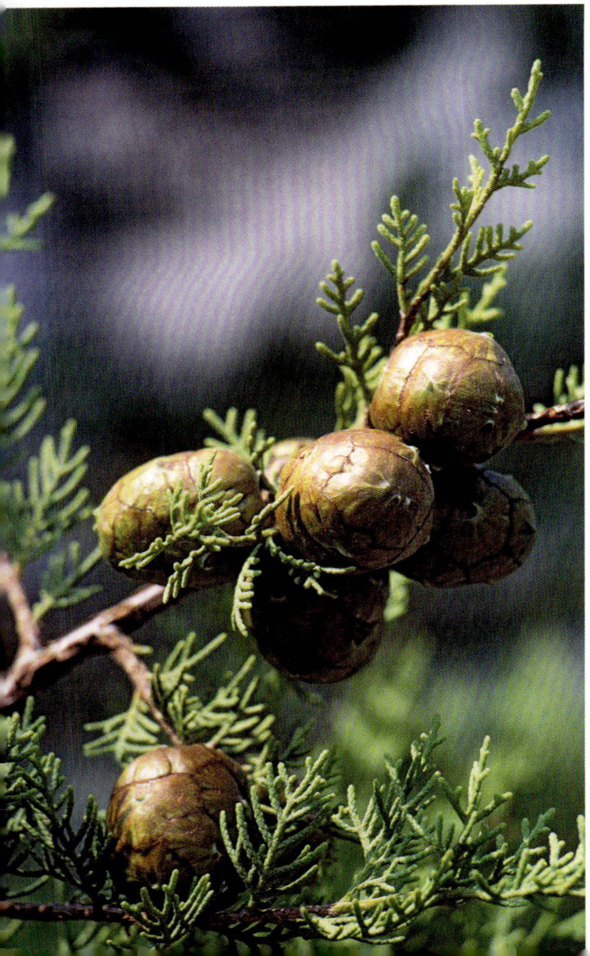

Obwohl die meisten Zypressen weltweit nicht diese schlanke Gestalt aufweisen, zeigt uns die Form dieses Mittelmeerbaumes an, dass sein aus den kugeligen grünen Früchten gewonnenes ätherisches Öl für vieles einsetzbar ist, das „aus den Fugen" geraten ist.

WIRKT AUF DIE PSYCHE:

- nervenstärkend
- konzentrationsfördernd
- Struktur gebend

Fühlt sich meine Nase vom Duft der Zypresse angesprochen, dann ist es mir möglich, mich mit Struktur auf das Wesentliche zu konzentrieren. Wenn der „Berg voller Arbeit" schier unüberwindbar erscheint, dann kann eine Mischung aus Zypresse und Bergamotte den Fokus wieder auf die wichtigen Dinge lenken. Wenn Veränderungen angenommen und akzeptiert werden müssen, um wieder nach vorn zu blicken, kann der frische, adstringierende Duft der Zypresse unterstützen, sich der Herausforderung zu stellen und Neues anzunehmen. Wenn wir uns vor den Widrigkeiten des Lebens nicht richtig abzuschirmen wissen, vermag dieser Duft uns zur Seite zu stehen.

DAS IST BESONDERS: Selbst wenn eigentlich harmlose Substanzen, wie Pollen, sich uns aufdrängen und unsere Abwehr geschwächt ist, unterstützen uns ganz einzigartige und seltene Moleküle in diesem ätherischen Öl.

Lasse dich schützend umhüllen

Die folgenden Ätherisch-Öl-Pflanzen eignen sich ideal für „Seelenpflege und Herzensangelegenheiten“, viele stammen aus dem mitteleuropäischen Kulturkreis. Als wertvolle Helfer vermögen sie das Gleichgewicht unserer Psyche und unseres Körpers, die innere Melodie aus Herz und Verstand zu unterstützen.

Das ausgewogene Verhältnis aus Monoterpen-Alkoholen und -Estern der in diesem Kapitel vorgestellten ätherischen Öle macht sie zu wahren Seelenpflaster-Düften, die unkompliziert angewendet werden können, und das auch von absoluten Neulingen. Sie sind ausgesprochene Einsteigerdüfte, da völlig untoxisch; eine versehentliche Überdosierung richtet also keinerlei Schaden an, allenfalls mag vielleicht die Nase oder der Geldbeutel beleidigt reagieren.

Ihre Zusammensetzungen und Düfte sind sehr unterschiedlich und vielfältig, sodass für jede Nase etwas dabei ist. Präsentieren Sie also diesen bunten Blumenstrauß Ihrer Nase: Welcher Duft passt momentan zu Ihnen, kann Sie am besten umhüllen, unterstützt Sie zum jetzigen Zeitpunkt ganz individuell, um Balance zu finden und Wohlbefinden auszulösen?

Mit dem passenden Duft können wir uns trösten, schützen und verwöhnen.

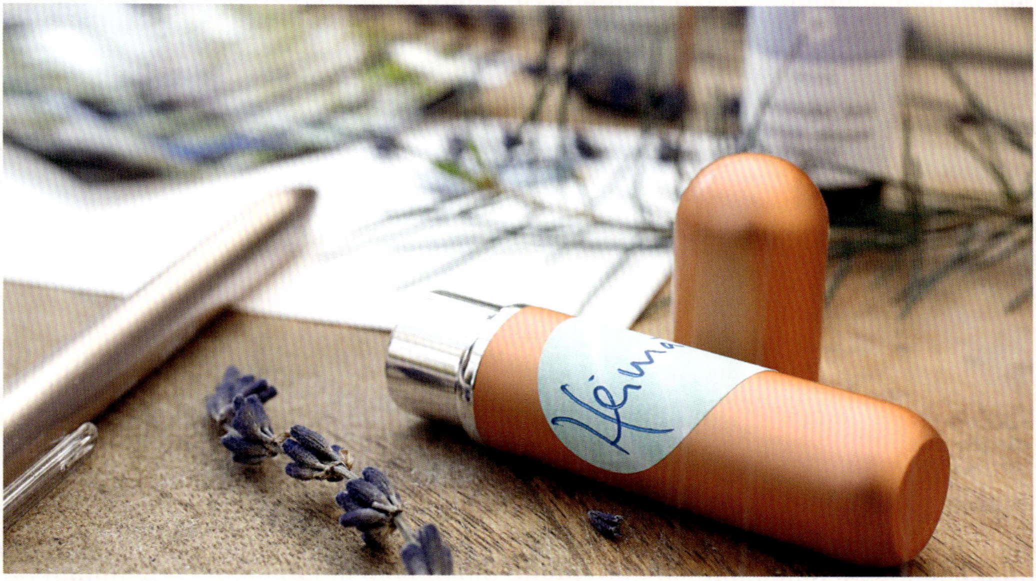

Römische Kamille

Chamaemelum nobile

Wenn dieser Duft mich berührt, heilt er meine wunde Seele.

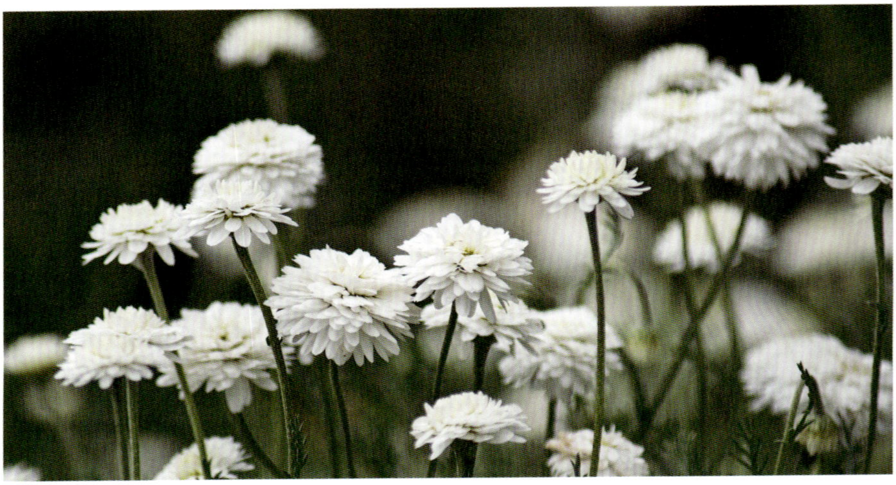

In einem fast zerbrechlich wirkenden Kraut versteckt sich erstaunliche Kraft: Je mehr es „gemobbt" wird, also betreten und geschnitten, desto intensiver verströmt es seinen Duft. Als ob die Römische Kamille allen Menschen, die sich klein fühlen, die Hände reichte. Darum findet sich ihr kostbares Öl in vielen unserer die Seele stützenden Duftmischungen.

Die Römische Kamille mit ihrem eher farblosen ätherischen Öl ist nicht zu verwechseln mit der Deutschen Kamille, deren ätherisches Öl fast tintenblau ist. Beide Pflanzen duften völlig unterschiedlich.

WIRKT AUF DIE PSYCHE:

- das Aggressionspotenzial senkend
- psychisch stark entkrampfend
- angstlösend

Fühlt sich meine Nase vom Duft der süß-fruchtig duftenden Kamille angesprochen, haben Ängste keine Chance. Wenn zu viele Reize uns daran hindern, zur Ruhe zu kommen, oder wenn auf uns herumgetrampelt wird, beruhigt Kamille. Bei Wut besänftigt das ätherische Öl unsere aufgewühlten Gefühle. Wenn alles zu viel war am Tage und die Stille der Nacht zu Angst und Albträumen führt, unterstützt der Duft beim Verarbeiten des Tagesgeschehens. Eine Mischung aus Rosenhydrolat mit Römischer Kamille und einem Hauch Mandarine beruhigt kleine und große Gemüter.

DAS IST BESONDERS: Insbesondere die sehr seltenen Buttersäure-Ester haben einen „lockernden" Effekt auf die Seele, im Fachjargon sprechen wir von „anxiolytischer" Wirkung, einem angstlösenden Effekt. Vermutlich wird der GABA-Stoffwechsel angesprochen, Nervenbotenstoffe, die auf der Buttersäure basieren. Wenn es in diesem Bereich an Balance mangelt, fehlt uns ein „dickes Fell".

Lavendel

Lavandula angustifolia

Wenn dieser Duft mich berührt, unterstützt er mich bei wesentlichen Entscheidungen.

Die wohl bekannteste Ätherisch-Öl-Pflanze hat ihren Namenswortstamm im Begriff *lavare,* welcher „waschen, reinigen" bedeutet. Was kann man zu diesem „blauen Wunder" noch schreiben, außer dass es als Hausmittel für alles eingesetzt werden kann? Vorausgesetzt, man kauft nicht aus Versehen viel billigeres Lavandinöl oder gar anregend wirkendes Speiklavendelöl.

Inzwischen wird Lavendel in Form von einzunehmenden Kapseln bei Angststörungen verschrieben, sie helfen bei Ein- und Durchschlafschwierigkeiten und sind einen Versuch wert bei Hyperaktivitätsproblemen.

WIRKT AUF DIE PSYCHE:

- beruhigend
- angstlösend
- stressmindernd

Fühlt sich meine Nase vom Duft des blumig-frischen Lavendels angesprochen, ist er ein bewährter Unterstützer, wenn es um schwierige (emotionale) Entscheidungen geht. Bei der Frage „Was brauche ich?" kann er uns helfen, die Antwort zu finden. Sind dann die nötigen Entscheidungen getroffen, bringt der Duft Entspannung und verhilft zu besserem Schlaf.

DAS IST BESONDERS: Dass Lavendelduft nicht das „Allheilmittel" bei Schlafstörungen ist, insbesondere wenn diese mit „Unerledigtem" einhergehen, ist leider noch relativ unbekannt. Sollten uns solche Dinge (liegengebliebene Arbeit, Unausgesprochenes, nicht geklärte Streitigkeiten) am Schlaf hindern, wird Lavendelöl häufig als unangenehm und aufdringlich empfunden. In diesem Fall lohnt sich ein Versuch mit dem sanfteren Duft der Bergamottminze, diese enthält ähnliche Inhaltsstoffe.

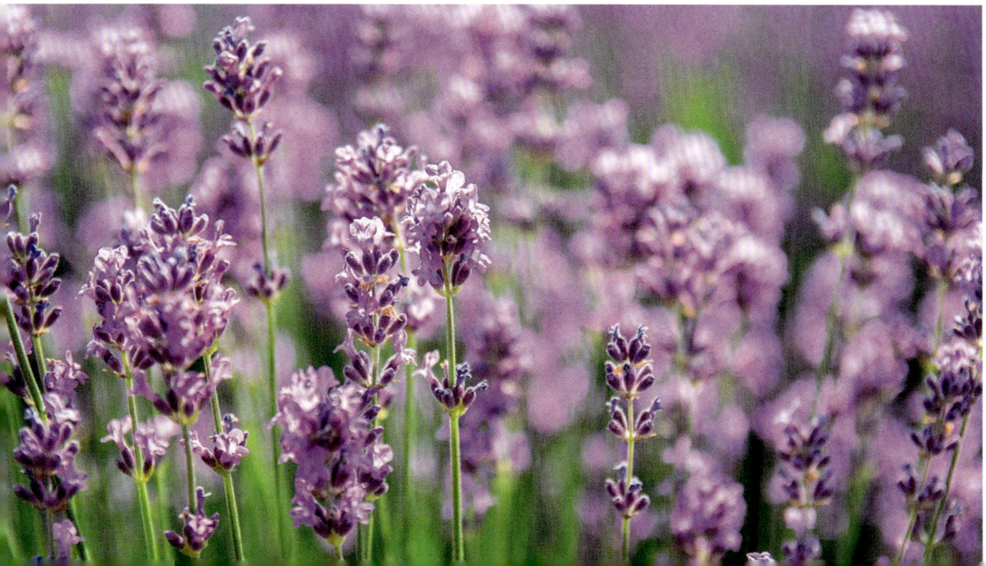

Melisse

Melissa officinalis

Wenn dieser Duft mich berührt, schenkt er meinem Herzen tiefgreifenden Trost.

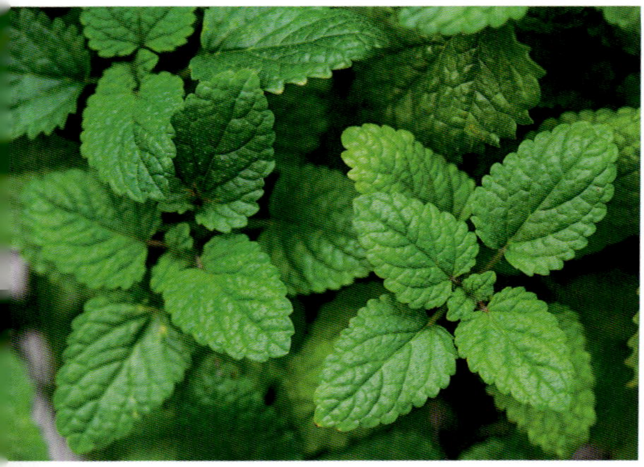

Das Öl dieser in vielen Gärten wuchernden Pflanze gehört zu den kostbarsten der Aromatherapie, da circa sieben Tonnen Kraut nötig sind, um einen Liter ätherisches Öl zu gewinnen. Je nach Land und Erntezeitpunkt können die Analysen völlig unterschiedlich ausfallen. Selbst die Schnitttechnik des Krautes, also die Verwendung der oberen (Chemotyp Citral) oder unteren Pflanzenteile (Chemotyp Citronellal), hat Einfluss auf die Zusammensetzung des Öles.

Menschen mit ungeklärten Herzrhythmusstörungen profitieren von diesem Duft, insbesondere, wenn er sehr stark verdünnt ist. Auch bei Blutdruck-Entgleisungen kann dieses mitteleuropäische Kraut eine wertvolle Regulierungsfunktion ausüben. So kann die Körpermitte, die Herzenskraft wieder wahrgenommen werden.

WIRKT AUF DIE PSYCHE:

- stark beruhigend
- angstlösend
- hormonell modulierend

Fühlt sich meine Nase vom Duft der sanft zitronigen Melisse angesprochen, unterstützt er mich bei allen emotionalen Schieflagen, die wortwörtlich ans Herz gehen. Bei nervösem Herzrasen und starker Unruhe hilft er, die Emotionen wieder zu besänftigen. Wenn alles mal wieder zu viel ist, hilft der Duft, eigene Grenzen zu setzen und die „Energie-Batterie“ wieder aufzuladen. Das Melissenöl öffnet den emotionalen Weg zum Herzen und unterstützt bei Gefühlsthemen. Am Abend hilft es, in einen ruhigen und angstfreien Schlaf zu finden.

DAS IST BESONDERS: Melissenöl sollte für diese beruhigenden Anwendungen immer auf unter 1 % verdünnt werden.

Rose

Rosa × damascena

Wenn dieser Duft mich berührt, bringt er mich wieder in meine Mitte.

3000–5000 Kilogramm Rosenblüten, im zeitigen Morgengrauen von Hand geerntet, ergeben einen Liter ätherisches Öl. Somit zählt Rosenöl zu den hochpreisigen ätherischen Ölen. Kaum ein anderes Öl enthält so viele unterschiedliche Inhaltsstoffe (fast 500) wie das im Wasser destillierte Rosenöl.

Das durch Lösungsmittelextraktion gewonnene Rosen Absolue ist etwas preiswerter, da weniger Blütenblätter benötigt werden. Es duftet für viele Menschen natürlicher. Vielleicht findet also nur das zarter duftende Hydrolat Anklang. Wir halten es für sehr praktisch, entweder Rosenhydrolat oder bereits vorverdünnte Rosenöle für jede Form von Hautanwendungen einzusetzen. Meist ist das kostbare Rosenöl in Jojobaöl verdünnt; diese Mischung kann wegen des extrem schweren Duftes, der intensiven Wirkung, der vielseitigen Einsatzgebiete und nicht zuletzt des hohen Preises so eingesetzt werden, als würde es sich um ein normales, unverdünntes ätherisches Öl handeln.

WIRKT AUF DIE PSYCHE:

- angstlösend
- das Herz öffnend
- stark neurotonisch

Fühlt sich meine Nase vom Duft der Rose angesprochen, kann dieser mich in Phasen von Trauer und Verlust begleiten. Wird er als zu schwer empfunden, empfehlen wir die Verwendung des Rosenhydrolates. Wenn Stress und Traurigkeit den Alltag bestimmen, kann ein Hauch Rosen Absolue den Genuss am eigenen Leben wieder unterstützen. Rosenduft bringt die Dinge auf den Punkt: Wir kommen wieder in unsere Mitte und damit in die Balance.

DAS IST BESONDERS: Rosenöl harmonisiert die Herzfrequenz sowohl auf der psychischen als auch auf der physischen Ebene.

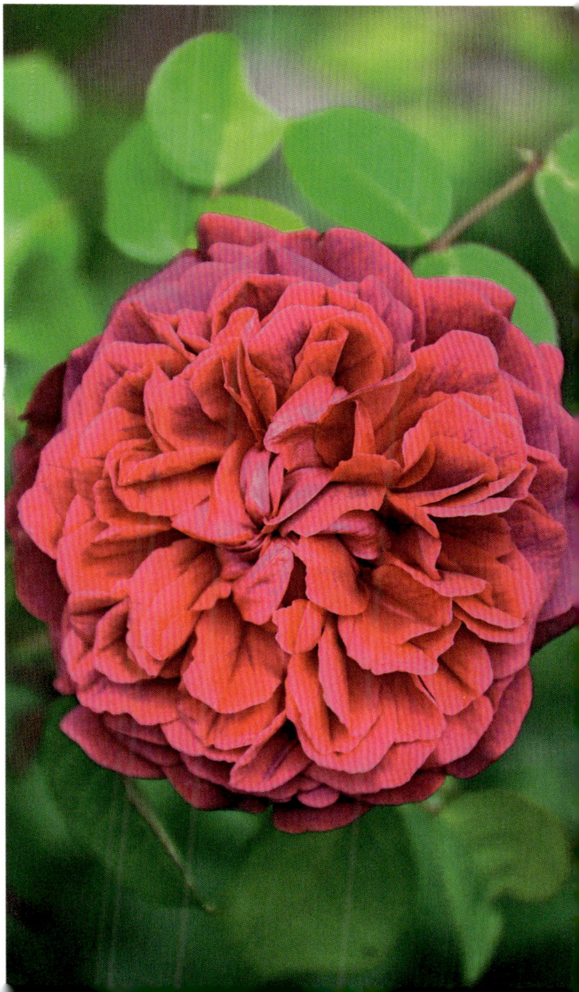

Rosengeranie

Pelargonium × graveolens

Wenn dieser Duft mich berührt, stellt er meine Balance zwischen Geben und Nehmen wieder her.

In unserer Zeit, in der das rechte Maß immer mehr in den Hintergrund rückt, ist das ätherische Öl dieses Storchschnabelgewächses (griech. *pelargos* = Storch) wichtiger denn je. Das Gefühl des verlorenen inneren Gleichgewichtes drückt sich im Wörtchen „zu" aus: zu kalt, zu warm, zu hoch, zu tief, zu dick, zu dünn etc. Der Moleküle-Cocktail des Rosengeranienöles, das aus den Blättern dieser südafrikanischen Schönheit destilliert wird, reguliert alle Situationen, Prozesse und Körpersysteme, denen die Balance abhandengekommen ist.

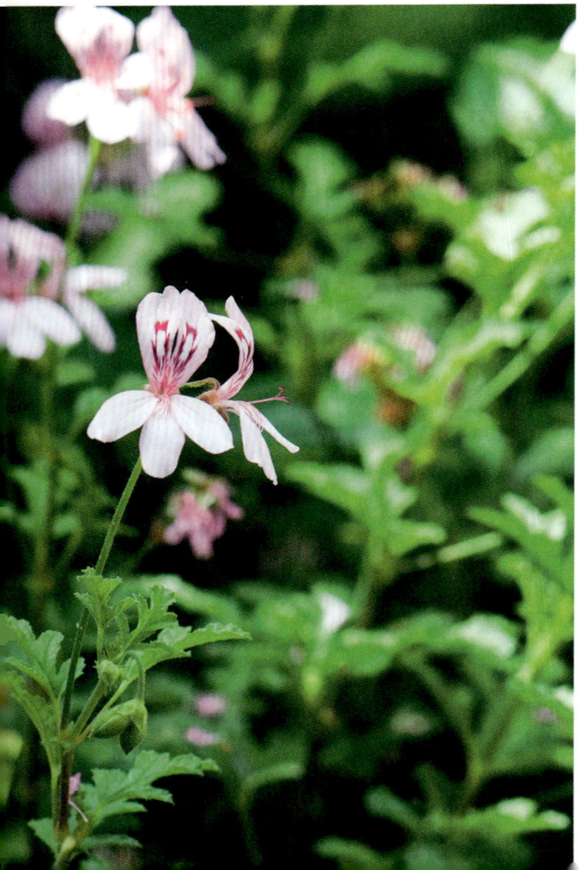

WIRKT AUF DIE PSYCHE:

- entspannend und ausgleichend
- löst emotionale Stauungen
- bringt Dinge ins Fließen

Fühlt sich meine Nase vom Duft der Rosengeranie angesprochen, können unterdrückte Emotionen wieder ins Fließen kommen. Immer dort, wo ein Zuviel oder Zuwenig dominant ist, sorgt der Duft für Ausgleich. Bei unterdrückten Gefühlen, enormer emotionaler Belastung, bei Ungleichgewicht zwischen Geben und Nehmen, kann Rosengeranie wieder für Balance sorgen.

DAS IST BESONDERS: Insbesondere in der Bewältigung von Alltagsstress ist Rosengeranie ein wichtiger Helfer (mit Grapefruit, Basilikum, Lavendel): ein Muss bei stressbedingten Beschwerden.

WENN ICH ROSENGERANIE NICHT MAG …

Wird der Duft abgelehnt, kann es hilfreich sein, das eigene Ich und dessen Stabilität wiederherzustellen; dazu könnten wir Rosmarinöl testen. Wird es als angenehm empfunden, kann damit das Ich gestärkt werden: Selbstpflege und Selbstfürsorge (manchmal auch als Egoismus bezeichnet) sollten an erster Stelle stehen.

Finde zu Stabilität und Kraft

So wichtig Klarheit und Gefühle des Schutzes sind, manchmal fehlt uns einfach die Kraft, die vielen Hundert kleinen Alltagsaufgaben zu bewältigen. Damit wir uns nicht durchs Leben schleppen müssen, können wir auf die Hilfe einiger Naturdüfte zählen, die uns zu trösten und zu stärken vermögen.

Die Düfte, die wir in dieser Gruppe vorstellen, können bei den Stürmen des Lebens einen stabilisierenden Mantel um uns legen. Sie sind sehr unterschiedlich: Das sehr süße Harz eines tropischen Baumes wirkt tröstend und deutlich stabilisierend. Manche Menschen finden damit wieder zurück auf den Weg zu mehr Sorglosigkeit und Süße des Lebens.

Andere duften schwer und erdend, wir sprechen gerne von „Holzhammerdüften", weil sie uns zu tiefer Ruhe verhelfen können. Das überstrapazierte Nervenkostüm und das innere Geplapper stehen mit dieser duftenden Unterstützung nicht mehr im Vordergrund.

Neue Power tanken

Die ungewöhnlichen Ether-Moleküle im bekannten Küchenkraut Basilikum überraschen durch ihre Power, denn auch sie geben Kraft, wenn einem wirklich alles zu viel geworden ist. Solche Tage oder Phasen kennt vermutlich jeder Mensch. Um sich nicht von den Stürmen des Lebens umwehen zu lassen, sondern sich einfach sanft dem Wind hinzugeben, wird auch gern ein Holzöl ausgesucht, ein starker Baum symbolisiert die Stabilität im Leben. Lassen Sie Ihre Nase genau spüren, mit welchem dieser Düfte Sie sich wieder fest verankert fühlen werden.

Besonderer Inhaltsstoff

Methylchavicol im Basilikumöl wirkt wunderbar bei Stresszuständen und stressbedingten Symptomen. Wir nennen es gerne das „Alles-egal-Öl". Es ist ein Öl, das bereits in winzigen Konzentrationen der überlasteten Seele hilft und daher nur stark verdünnt eingesetzt wird (1 % und weniger). Mehr würde auch eher unangenehm riechen. Die Kombination mit Bergamotte, Mandarine und/oder Orangenschalenöl duftet und wirkt besonders gut.

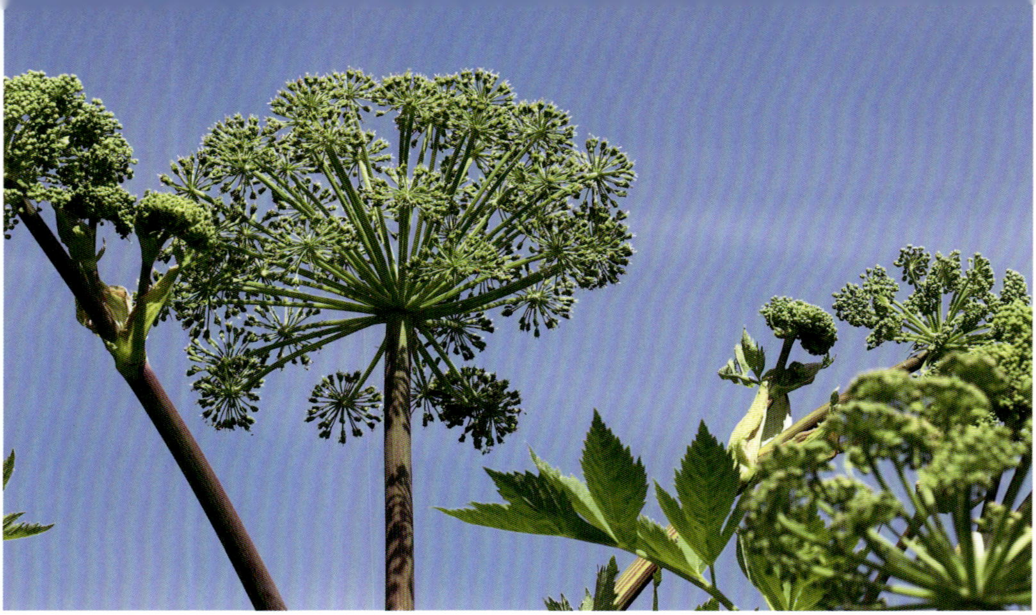

Angelikawurzel

Angelica archangelica

Wenn dieser Duft mich berührt, erfüllt er mich wieder mit Kraft und Zuversicht.

Früher nannte man diese imposante Pflanze im Volksmund Engelwurz, denn der Geschichte nach zeigte ein Erzengel den Menschen in Zeiten der Pest diese wundersame Pflanze, damit sie sich vor Ansteckung schützen konnten. Das erdig-schwer riechende ätherische „Kraft-Öl" wird aus den zerkleinerten Wurzeln, seltener den Früchten dieser großen Verwandten von Anis und Fenchel gewonnen. Es kann erden und stabilisieren (beispielsweise das Immunsystem), doch es birgt aufgrund der enthaltenen Furocumarine auch Lichtqualitäten (Seite 42).

WIRKT AUF DIE PSYCHE:

- emotional stärkend
- erdend
- aufbauend

Fühlt sich meine Nase vom Duft der Angelikawurzel angesprochen, kann dieser mich bei Mutlosigkeit stärken und unterstützen. Das ätherische Öl hilft, uns aufzurichten, emotional Unverdautes zu bewältigen und Kraft daraus zu schöpfen. Bei mangelndem Selbstvertrauen kann eine Kombination mit Mandarine dieses wieder stärken.

Somit vermag es zu helfen, in und insbesondere nach schweren Zeiten „das Licht am Ende des Tunnels" wieder zu erblicken. Wenn sich jemand kraftlos oder gar ängstlich fühlt (von Dingen überwältigt, auch Existenzängste, drohendes Burn-out-Syndrom), kann der Duft der Angelika Rückendeckung geben. Die den „Weg erleuchtende" Wirkung kann zusammen mit Bergamotteöl verstärkt werden.

DAS IST BESONDERS: Dieses „Kraft-Öl" ist ein Impulsgeber, um Dinge, die ins Stocken geraten sind, anzustoßen, sie neu zu sortieren und dabei dennoch den Boden unter den Füßen nicht zu verlieren.

Basilikum

Ocimum basilicum

Wenn dieser Duft mich berührt, wirkt er wie mein Schutzmantel für Gelassenheit und Ruhe.

Wer in Katalogen gut sortierter Kräutergärtnereien blättert, wird entdecken, dass es zahlreiche unterschiedlich schmeckende und aussehende Basilikum-Arten gibt. Das meist erhältliche ätherische Öl aus dem „normalen" Basilikum erinnert im Duft wenig an das leckere Würzkraut. Es muss stark verdünnt werden, da der Duft ansonsten für die meisten Nasen zu penetrant sein kann.

WIRKT AUF DIE PSYCHE:

- entspannend und ausgleichend
- antidepressiv
- konzentrationsfördernd und gleichzeitig beruhigend

Fühlt sich meine Nase vom Duft des würzigen Basilikums angesprochen, hilft dieser mir extrem gut, die Last des Alltags loszulassen. Wenn wir einen Schutzpanzer von grenzenloser Gelassenheit brauchen, dann kann ein Hauch Basilikum in einem 5-ml-Fläschchen Blutorangenöl wie eine Schutzmauer sein. Es beruhigt strapazierte Nerven und lässt uns gelassener mit unangenehmen Gefühlen und Überlastung umgehen. Wenn uns negative Emotionen auf den Magen schlagen, dann kann Basilikum, mit dem stark entkrampfenden Fenchel kombiniert, über eine Bauchmassage für die nötige Entspannung sorgen. Führt die Anspannung eher zu „geistigen Verdauungsproblemen" und damit nicht selten zu Kopfschmerzen und Migräne, hilft eine Mischung aus Basilikum, Majoran und Lavendel, die Schmerzen zu lindern.

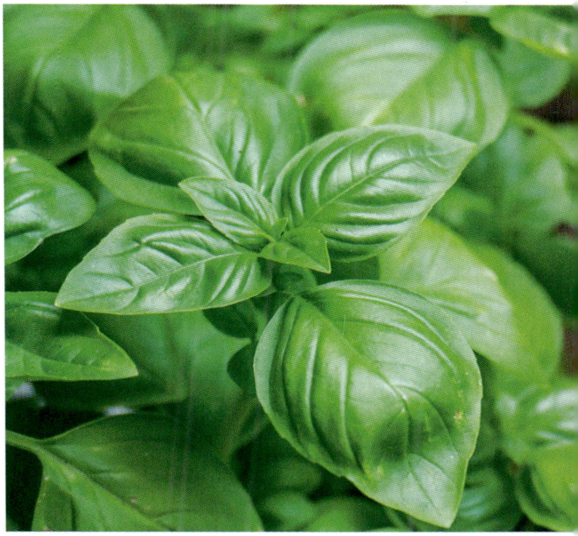

DAS IST BESONDERS: Basilikumöl zeigt eine bemerkenswert ausgleichende Wirkung auf eine stark angespannte Seelenlandschaft. Diese lösende und stimmungsaufhellende Eigenschaft ist der perfekte Begleiter bei Stressbeschwerden (kombiniert mit Rosengeranie) bis hin zum Burn-out.

ALTERNATIV ...

Anstelle von Basilikumöl kann das Hydrolat in stressigen Zeiten verwendet werden. Es enthält extrem entspannend wirkende Ether, die beim Loslassen unterstützen.

Benzoe Extrakt

Styrax tonkinensis, in Alkohol

Wenn dieser Duft mich berührt, hüllt er mich wie eine Kuscheldecke ein.

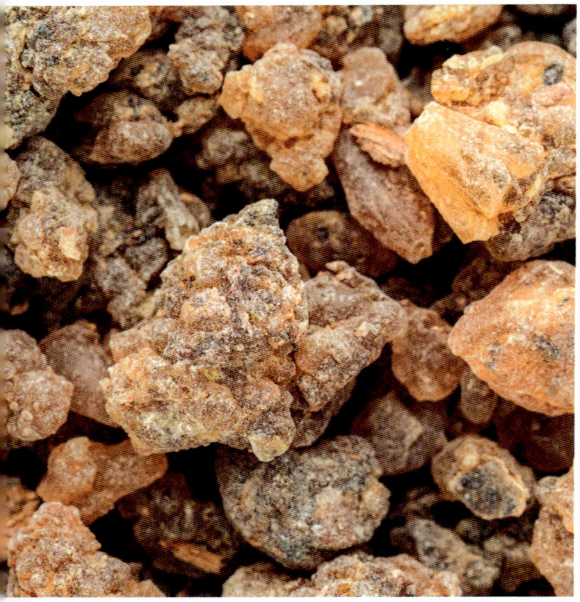

Der fremd klingende Artname leitet sich vom Namen der Stadt Tonkin (oder Tongking) im nordöstlichen Vietnam ab, Đông Kinh hieß die heutige Hauptstadt Hanoi. Aus dieser Region wurde das beliebte Harz nach Europa verschifft. Der in der Aromatherapie gebräuchliche Auszug aus diesem tropischen Baum duftet traumhaft nach Vanille.

Im Handel erhalten wir meistens das hochwertige Benzoe aus *Styrax tonkinensis*. Manchmal wird ein preiswerteres Gemisch mit „Benzoe Sumatra" angeboten (Styrax benzoin). Benzoe wird als sogenanntes Resinoid angeboten, also in Trinkalkohol verdünnt, die meisten Anbieter nennen es Benzoe Extrakt. Es handelt sich nicht um ein ätherisches Öl, da dieser Naturduft nicht durch Destillation gewonnen wird. Das zähflüssige, klebrige Harz ist nur sehr bedingt für Duftlampen geeignet, in Verneblergeräten kann es die empfindlichen Membranen zerstören.

WIRKT AUF DIE PSYCHE:

- angstlösend
- einhüllend
- stimmungsaufhellend

Fühlt sich meine Nase vom Duft des süßen Benzoe Extraktes angesprochen, ist er wie eine tröstende Umarmung. Benzoe Extrakt gilt als die „Kuscheldecke der Aromatherapie". Bei emotionalen Verletzungen, Trauer und Unsicherheit wirkt dieser Duft wie ein Seelenpflaster, er unterstützt die emotionale „Wundheilung". Besonders beliebt ist eine Mischung mit Mandarine.

Die stark psychisch entkrampfende, lösende Wirkung von Benzoe kann die belastete Seele befreien.

DAS IST BESONDERS: Auch die Haut wird geheilt, Haut und Seele „arbeiten" wieder zusammen (Seite 144). Ein wichtiger, wundervoll duftender Seelentröster!

Download-Code für eine Duftgeschichte auf der hinteren Klappe.

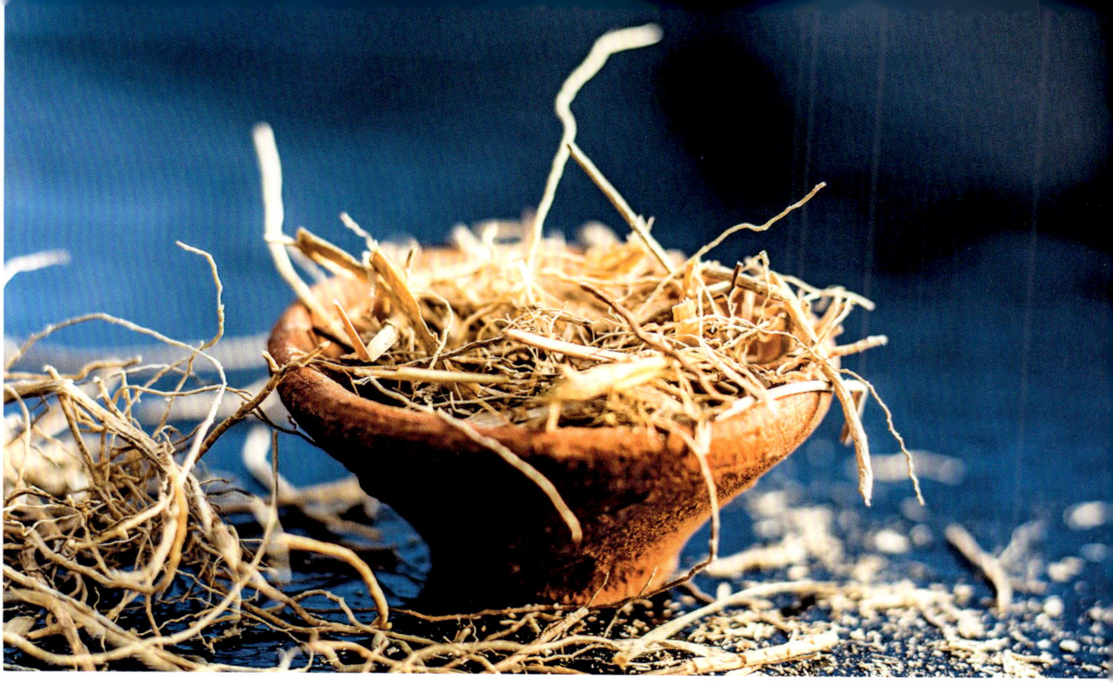

Vetiver

Vetiveria zizanioides

Wenn dieser Duft mich berührt, stärkt er mich auf dem Weg zurück zu meinen Wurzeln.

Die langen, feinen Wurzeln dieses tropischen Grases helfen in seiner Heimat, Erosion aufzuhalten, denn sie halten die Erde erfolgreich zusammen, verhindern Erdrutsche. Weil sie so fest verankert sind, gestaltet sich die Ernte als langwierig und zeitintensiv, jede Pflanze muss nachgepflanzt werden. Doch wie alle Gräser wuchert sie bereitwillig. Nach Destillation der Wurzeln erhalten wir einen der schwersten Düfte überhaupt, er ist in der Parfümerie sehr beliebt.

WIRKT AUF DIE PSYCHE:

- erdend
- psychisch stärkend und stabilisierend
- stark beruhigend

Fühlt sich meine Nase vom Duft des Vetiver angesprochen, trägt dieser „Holzhammer" unter den beruhigend wirkenden ätherischen Ölen zur Stabilisierung und Erdung bei. Wenn die Nerven blank liegen und Mutlosigkeit sich ausbreitet, bei starken emotionalen Schwankungen, bringt der erdige Duft die Lage wieder ins Lot.

Menschen, die sich „am Ende" fühlen, nicht mehr abschalten können, denen Schlimmes widerfahren ist, bis hin zu seelischem und körperlichem Missbrauch, werden sich durch Vetiver gestärkt fühlen. Vetiveröl hilft nach einem anstrengenden Tag, wieder Mitte und Ruhe zu finden. Steht ein Neubeginn an, dem aber noch das emotionale Fundament fehlt, dann kann es für die nötige Stabilität und den Mut sorgen.

DAS IST BESONDERS: Ein Hauch der erdenden Duftmoleküle reichen bereits völlig aus, um seine Wirkung zu entfalten.

Zeder

Cedrus atlantica, Cedrus deodara

Wenn dieser Duft mich berührt, fängt er mich bei emotionalen Abstürzen auf.

Das holzig-balsamische ätherische Öl aus der Atlaszeder oder der Himalayazeder ist (meistens) ein Holzöl. Es wird aus zerkleinerten Holzstückchen aus Stämmen und Ästen destilliert – anders als die frisch duftenden Öle der vielen nadeligen Verwandten. Holzöle bringen ein immer deutlicheres ökologisches Problem mit sich: Der Baum wird meistens gefällt. Der Bestand von Atlaszedern schwindet seit einigen Jahren in einem beängstigenden Tempo.

Wenn dieser „mächtige Löwe unter den Bäumen" in Ruhe gedeihen darf, gilt er als Baum der Zuversicht, der Kraft, des Mutes und der unumstößlichen Stärke.

WIRKT AUF DIE PSYCHE:

- emotional stärkend
- innerlich aufbauend
- angstlösend

Fühlt sich meine Nase vom Duft der Zeder angesprochen, stabilisiert mich ihr herb-holziger Duft bei emotionalen Abstürzen. Immer dann, wenn wir „emotionale Seiltänze mit Sturzgefahr" unternehmen, fängt das Zedernöl uns auf. Bei Heimweh z. B. durch Umzug und Verlust der gewohnten Umgebung, also bei „Entwurzelung", hilft Zedernöl kombiniert mit Orange, sich mit der neuen Umgebung auch emotional vertraut zu machen.

Menschen, die sich als schwach und schwankend empfinden oder gemobbt werden, fühlen sich oft vom Zederduft angezogen. Auch nach dem Durchmachen schwerer Zeiten steht uns dieser Duft haltend zur Seite.

DAS IST BESONDERS: Wichtig – bitte achten Sie beim Kauf auf die genaue botanische Bezeichnung auf der Flasche, da auch manche *Juniperus*-Arten (z. B. die Virginiazeder) als Zedernöl bezeichnet werden, jedoch eine völlig andere Wirkung aufweisen können.

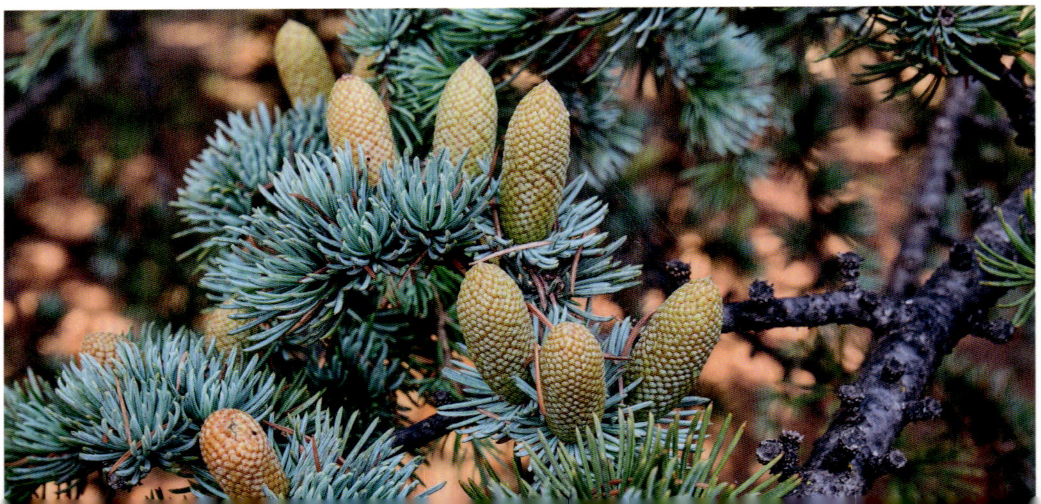

Genieße die Fülle des Lebens

Darf es eine Prise sinnliches, fast fernöstliches Flair sein? Wenn das Leben auf der Überholspur an uns vorbeisaust, stehen wir plötzlich wie neben uns und nehmen wahr, dass der Kontakt zu unseren inneren Welten (fast) abhandengekommen ist.

Um mit dem Innersten unserer Seele wieder in Kontakt zu kommen, vielleicht auch um die spirituelle Dimension unseres Ichs erfahren zu können, nutzen viele Menschen in den angrenzenden Ländern des Indischen Ozeans den balsamischen Duft des Sandelholzes. Seine einzigartigen Moleküle werden von meditierenden Menschen als Unterstützung zur inneren Versenkung geschätzt. Gleichzeitig weiß die Wissenschaft um die besänftigende Wirkung auf ein überreiztes Nervenkleid.

Fühle dich wohl im eigenen Körper

Für uns Menschen im Westen ist der Zusammenhang zwischen Meditation und Erotik meist fremd, in östlichen Zeremonien wird die Verbindung durch diesen hochverehrten Holzduft gefördert. Ganz ähnlich, je nach Dosierung (sinnlich) anregend oder stark beruhigend, wirken sich etliche schwere Blütendüfte aus. Sie veranschaulichen den Spruch: „Die Dosis macht das Gift."

Wer sich mit einem Hauch von Blütendüften umgibt, ahnt auf unbewusster Ebene ihren biologischen Sinn: auf sich aufmerksam zu machen, anziehender zu wirken. Denn in der Natur können Bestäuberinsekten gar nicht anders, als auf die blühende Schönheit zuzusteuern. Die Blüte kümmert sich nicht darum, wie sie aussieht, sie ist einfach da. Diese Präsenz, dieses Wohlfühlen im eigenen Körper kann uns in stressigen Situationen unterstützen.

Zwei „Lecker-Düfte": Tonka & Vanille

Viele kennen sie aus ihrer Küche; für uns sind sie der Inbegriff von Glücksgefühlen. Nicht umsonst lassen sich extrem viele Menschen von Süßigkeiten verführen, wenn sie gerade nicht in ihrer Mitte sind, sie sich von Stressgefühlen überwältigt fühlen. Unsere Rezepte sind garantiert frei von Kalorien und Hüftgold-Alarm, sodass dem Genuss und der Wiedererlangung eines Gefühls von innerer Fülle nichts im Wege steht.

Jasmin

Jasminum grandiflorum, Jasminum sambac

Wenn dieser Duft mich berührt, führt er mich zu neuer Hingabe und Sinnlichkeit.

Das kostbare Jasmin Absolue wird durch Extraktion mit einem Lösungsmittel gewonnen. Je nach Anbieter kann es etliche Prozent des Fäkal-Riechstoffes Indol enthalten (Seite 10). Der sogenannte Teejasmin (*Jasminum sambac*) wird gerne grünem Tee zugesetzt. Sein kostbares ätherisches Öl duftet auch sehr schwer blumig, ihm fehlt jedoch die als „animalisch" bezeichnete Komponente, sodass es mehr Verspieltheit ausstrahlt. Die „Rundheit" ist an den runden, eher dicken Blättern zu erkennen, auch die Blüten sind etwas komplexer und „runder". Dieser Jasmin ist keine Schlingpflanze wie *Jasminum grandiflorum* und *Jasminum officinale*, sondern benötigt Stützen an den starren und verholzenden Zweigen.

Beide Absolues enthalten einen hohen Anteil an besonderen aromatischen Estern sowie an Stickstoffverbindungen; diese haben einen Bezug zu unseren Gehirn-Botenstoffen.

WIRKT AUF DIE PSYCHE:

- erotisierend
- angstlösend
- psychisch entkrampfend

Fühlt sich meine Nase vom Duft des sinnlichen Jasmins angesprochen, kann dieser meine Libido stärken und bei hormonellen Dysbalancen im Klimakterium angewendet werden. Er unterstützt dabei, blockierte Gefühle wieder zuzulassen, Hingabe zu empfinden und das Selbstvertrauen zu stärken. Bei Stress wirkt Jasmin entkrampfend und schmerzlindernd.

DAS IST BESONDERS: Jasmin wirkt in geringer Dosierung entspannend und fördert das Loslassen von Ängsten und Anspannungen, in hoher Dosierung kann dieser Duft eine eher anregende Wirkung zeigen.

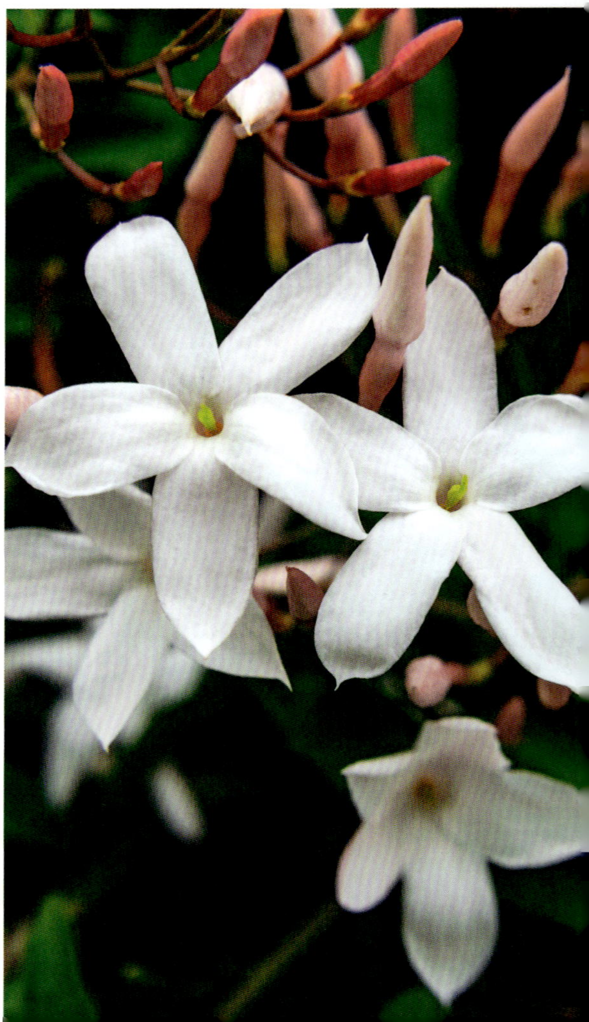

Sandelholz

Santalum album, Santalum austrocaledonicum

Wenn dieser Duft mich berührt, bringt er meine angestauten Emotionen wieder ins Fließen.

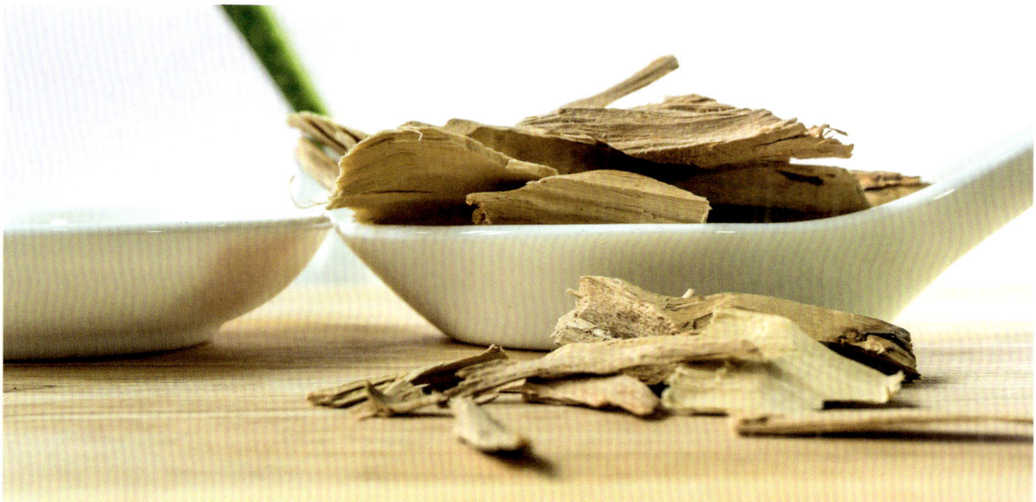

Sandelholzbäume sind Halbschmarotzer, sie brauchen zum Wachsen eine Wirtspflanze. Die zarten Wurzeln des Keimlings, der aus der Sandelholzfrucht entsteht, siedeln sich zu den Wurzeln eines nahen Baumes, dann wird das junge Pflänzchen sieben Jahre von diesem Wirt ernährt. Der Sandelholzbaum wächst dann bis zu 140 Jahre allein weiter und erreicht eine Höhe von etwa 15 Metern.

Weil das indische Sandelholzöl (nur im Kernholz und den Wurzeln enthalten) extrem knapp und teuer geworden ist, gibt es inzwischen ähnliche Öle im Handel, meist von Bäumen der Gattung *Santalum*; auch Amyrisöl ist als „Westindisches Sandelholzöl" erhältlich.

WIRKT AUF DIE PSYCHE:

- spirituell öffnend
- stimmungsaufhellend
- angstlösend

Fühlt sich meine Nase vom Duft des Sandelholzes angesprochen, unterstützt er mich beim Abwerfen von emotionalem Ballast, beruhigt meine gestressten Nerven und unterstützt einen wohltuenden Schlaf. Der schwere balsamische Duft wirkt wie ein seidiger Schal, der sich sanft der Haut seiner jeweiligen Trägerin anschmiegt. Er streichelt die Seele und bringt angestaute Emotionen wieder ins Fließen. Neue Gedanken und Ideen können wachsen.

DAS IST BESONDERS: Die zwei Hauptinhaltsstoffe im Sandelholzöl wirken ähnlich sedierend und stabilisierend wie Neuroleptika, freilich viel schwächer. Das Öl wirkt reizmindernd auf das neurologische Geschehen und reguliert sowohl Sexual- als auch Stresshormone. Ein Duft für den Seelenfrieden wie für die Meditation, auch in der Sterbebegleitung kann er Ängste auflösen.

Tonkabohne

Dipteryx odorata

Wenn dieser Duft mich berührt, überschüttet er mich mit Glückshormonen.

Inzwischen ist die runzlige Bohne – der ölige Kern der essbaren Frucht eines bis zu 30 Meter hohen Amazonas-Baumes – in den Gewürzregalen vieler Gourmet-Firmen angekommen. Fast jeder mag den vanilleartigen Duft und Geschmack. Ähnlich wie Vanilleschoten muss diese Bohne fermentiert und getrocknet werden, erst so entfaltet sich der waldmeisterähnliche Duft.

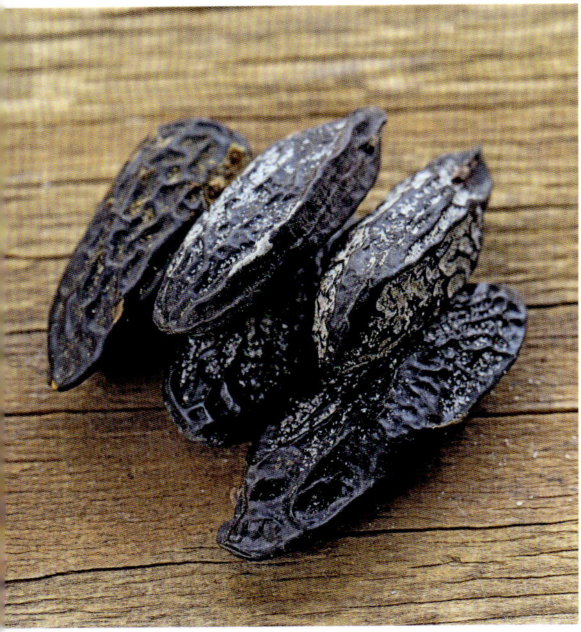

WIRKT AUF DIE PSYCHE:

- angstlösend
- tröstend
- schmerzlindernd (emotional und körperlich)

Fühlt sich meine Nase vom Duft des süß-warmen Tonka Extraktes angesprochen, kann ich besser mit starker Anspannung umgehen, loslassen und wieder vertrauen. „Olfaktorisches Kuscheln“ lautet eine Beschreibung dieses Duftes, er sei wie eine Glücksmedizin.

Bei Ängsten, auch ausgelöst durch ein Trauma, ist der würzig-karamellige Duft des Tonka Extraktes eine Wohltat für die verletzte Seele. Sein Hauptinhaltsstoff Cumarin sorgt dafür, dass Botenstoffe wie Endorphine und Serotonin unseren Glücksgefühlen auf die Sprünge helfen. Dadurch können sogar körperliche Schmerzen, insbesondere solche, die durch seelische Störungen verstärkt werden, gelindert werden.

DAS IST BESONDERS: Ist Ihnen der schwere, süße Duft der Vanille zu viel oder unangenehm, dann probieren Sie doch Tonka Extrakt als Alternative aus. Wir lieben den Duft in Körperölen, Riechstiften und Roll-ons, denn er steht uns in Zeiten von Unsicherheit und seelischen Dysbalancen wie die wärmende Umarmung eines vertrauten Menschen zur Seite und unterstützt die Ausschüttung unserer Glücksbotenstoffe.

Vanille

Vanilla planifolia

Wenn dieser Duft mich berührt, führt er mich zurück zur Süße des Lebens.

Die Gewinnung dieses heiß begehrten Duftes ist sehr aufwendig: Die braunen Schoten können nicht destilliert werden, man erhält immer einen Extrakt mit Branntwein (Bioalkohol). Es gibt also kein natürliches ätherisches Öl aus den Vanilleschoten; gelegentlich ist ein zähflüssiges Absolue zu finden.

Der Hauptinhaltsstoff der schrumpeligen Schote (botanisch korrekt: der Kapselfrucht einer Orchidee) ist das Aldehyd Vanillin. Es ist in Muttermilch enthalten und hat strukturelle Ähnlichkeit mit „Gehirnhormonen", die happy machen. (Synthetisches) Vanillin wird fast jedem Gebäck und jeder Süßspeise zugegeben. Es ist der weltweit am häufigsten eingesetzte Aromastoff, üblicherweise in synthetischer Variante, manchmal als Naturduft. Der Preis dieses Must-have-Wohlfühlduftes schwankt enorm, ein Kilogramm Vanille kostet deutlich über 500 Euro. Nach Safran ist Vanille das zweitwertvollste Gewürz der Welt. Silber ist derzeit deutlich preiswerter! Vanille Extrakt wird häufig verfälscht angeboten. Kaufen Sie, wenn möglich, Bio-Vanille Extrakt.

WIRKT AUF DIE PSYCHE:

- angstlösend
- tröstend
- appetitregulierend

Fühlt sich meine Nase vom Duft des süß-verführerischen Vanille Extraktes angesprochen, wird mein emotionaler „Hunger" nach Geborgenheit gestillt. So findet schon das neugeborene Baby durch diesen Duft zur Nahrungsquelle, der Mutterbrust. Nicht nur der körperliche Hunger wird dort gestillt, sondern auch das Bedürfnis nach Zuwendung.

DAS IST BESONDERS: Fühlen wir uns ausgebrannt oder liegen die Nerven blank, kann der Duft von Vanille, z. B. kombiniert mit Mandarine, Rose oder Lavendel, auf sanfte Weise wieder zu neuer seelischer Kraft verhelfen.

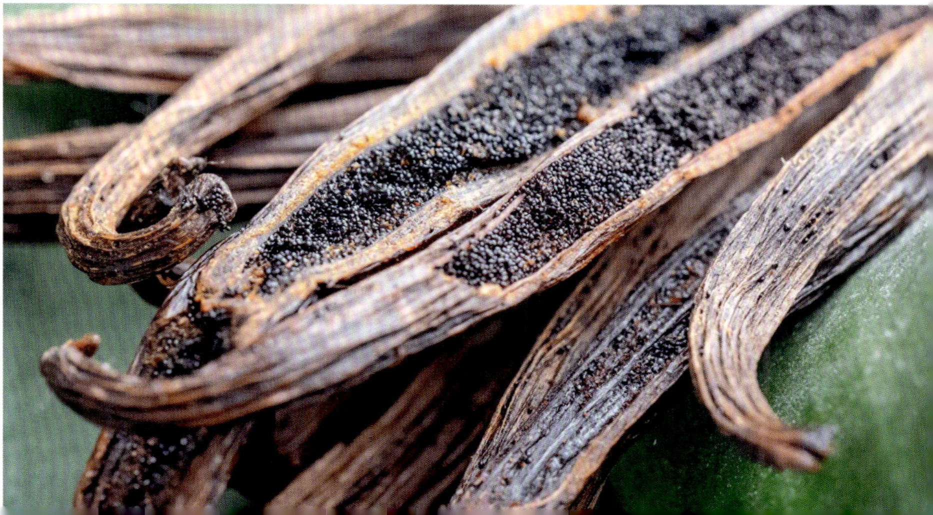

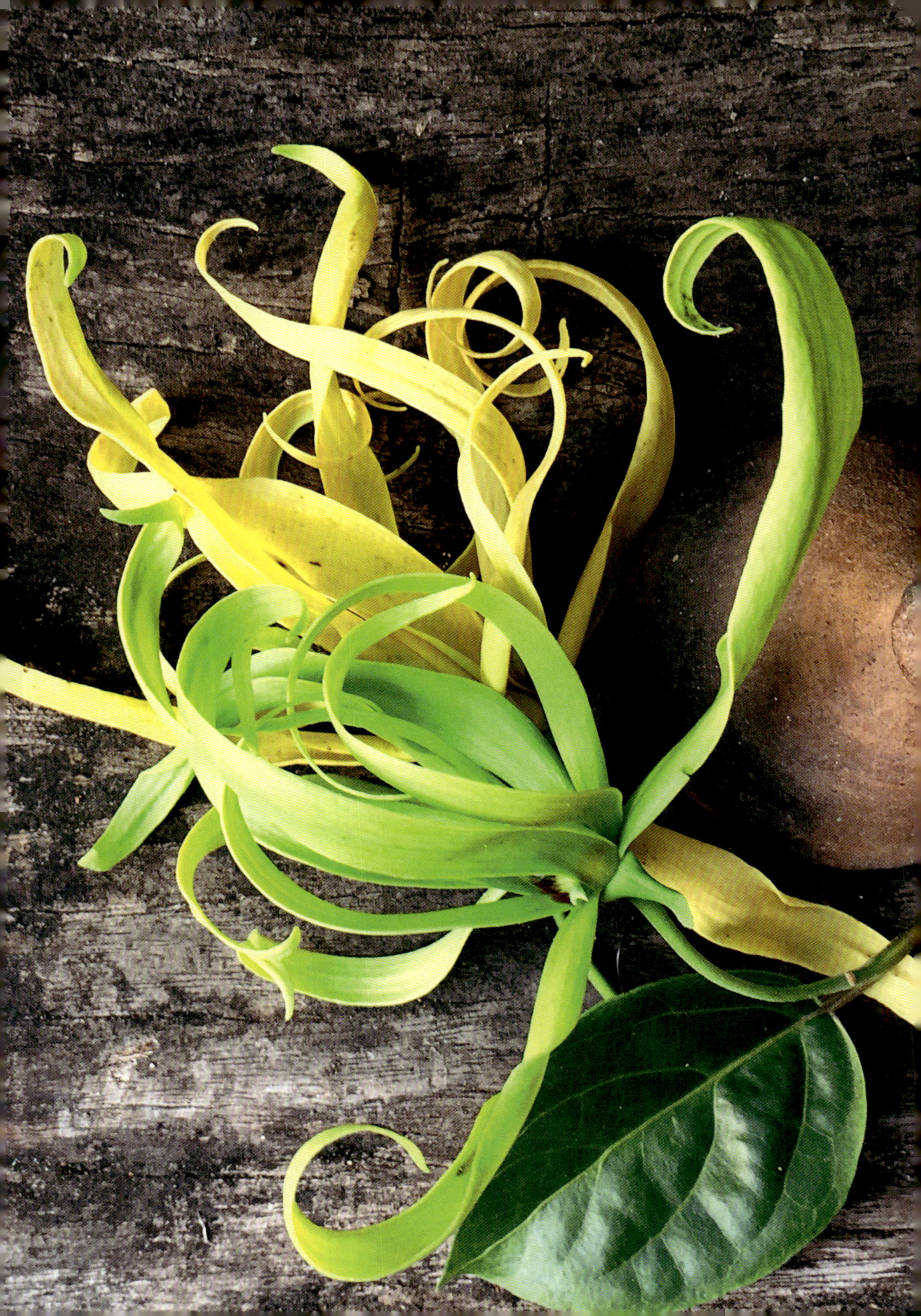

Ylang Ylang

Cananga odorata

Wenn dieser Duft mich berührt, nimmt er mir die Belastung durch stark empfundenen Druck.

Die ungewöhnlich großen Blüten der hitzeliebenden Cananga-Bäume müssen nach der Ernte blitzschnell und direkt vor Ort destilliert werden, denn sie fermentieren schnell und der betörende, schwere Duft geht verloren. Die Bäume werden in Plantagen klein gehalten, damit die empfindlichen Blüten flink geerntet werden können.

Je nach Dauer der Destillation – bis zu 24 Stunden – sind sehr unterschiedliche Duftnuancen erhältlich. Von extrem blumig-süß nach kurzer Zeit bis zu einem wesentlich „tieferen" Blütenduft nach einem Tag. In der klassischen Parfümerie wird noch viel natürliches Ylang-Ylang-Öl eingesetzt.

WIRKT AUF DIE PSYCHE:

- blutdrucksenkend
- angstlösend
- ausgleichend

Fühlt sich meine Nase vom Duft des süß-sinnlichen Ylang-Ylang-Öles angesprochen, unterstützt dieser mich, wenn hormonelle Dysbalancen auftreten. Der seelische und körperliche Druck wird gelindert; so kann eine Mischung mit Lavendel und Narde sogar gelegentlichen Blutdruckentgleisungen die Stirn bieten. Fast alle Männer reagieren sehr positiv auf diesen schweren Blütenduft, doch auch Frauen lieben den Duft von Ylang Ylang, kann er doch die eigene Weiblichkeit unterstreichen.

Ähnlich wie bei Frangipani Absolue wird bei diesem Öl gern der sinnliche und erotische Aspekt betont. Für gestresste Menschen, die exotische und blumige Düfte schätzen, ist ein kleiner Anteil vom Ylang Ylang in „Psychomischungen" sehr hilfreich.

DAS IST BESONDERS: Bitte nicht überdosieren, denn Ylang Ylang kann die Haut reizen und Kopfweh auslösen.

ALTERNATIV ...

Das sanft, jedoch sehr blumig duftende Ylang-Ylang-Hydrolat enthält wertvolle aromatische Ester. Es kann als Alternative zum sehr schwer duftenden ätherischen Öl verwendet werden.

Ylang-Ylang-Hydrolat eignet sich als Körper- und Dekolleté-Spray oder auch für den elektrischen Vernebler. Mit Zitrusölen gemischt erhält man einen exotisch frischen Duft.

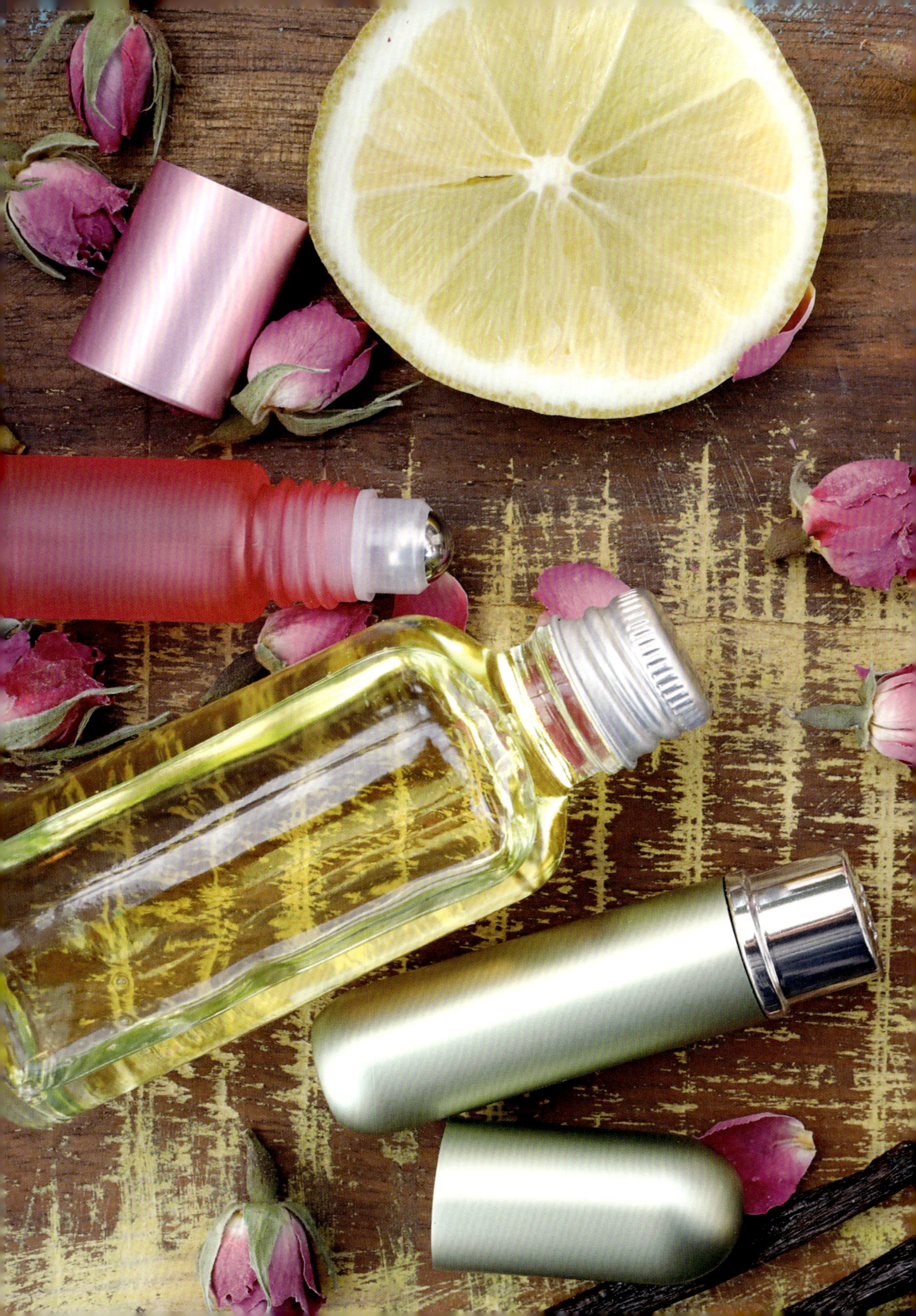

Trübe Gedanken vertreiben – Licht für Herz und Seele

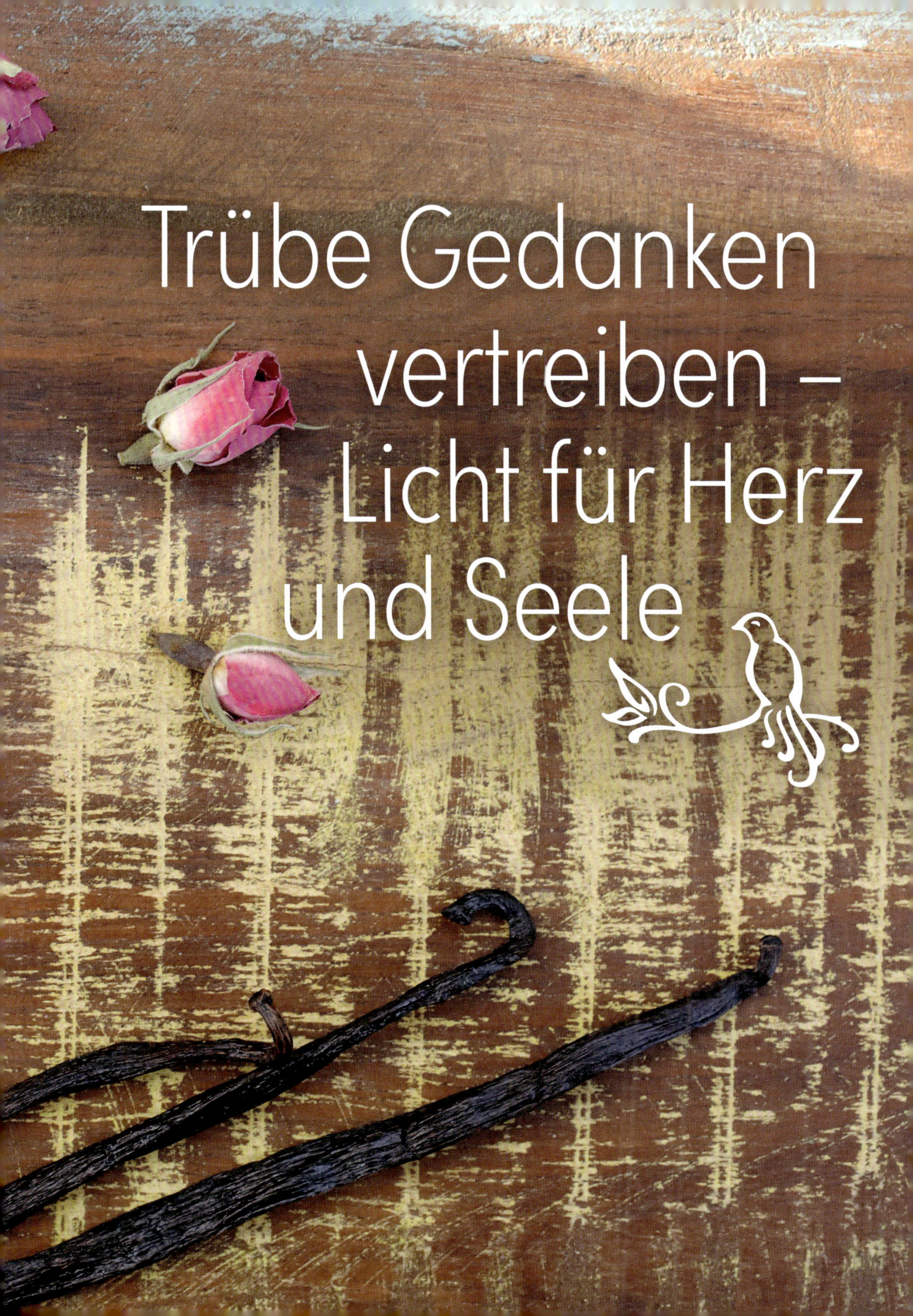

Depressive Verstimmung

Die Ursachen depressiver Verstimmungen können vielfältig sein und reichen von einer unausgeglichenen Lebensweise über Stress, Bewegungsmangel, einseitige Ernährung und Lichtmangel bis hin zu Stoffwechselerkrankungen wie etwa einer Schilddrüsenunterfunktion.

Aufgrund dieser verschiedenen Ursachen kann es zu einem Ungleichgewicht oder Mangel wichtiger Botenstoffe im Gehirn und im Nervensystem des Darmes kommen. Diese sorgen normalerweise dafür, dass wir uns glücklich und zufrieden fühlen (Seite 10).

DEPRESSION

Sollten depressive Verstimmungen länger anhalten oder sich sogar verstärken, muss unbedingt eine organische Ursache ausgeschlossen werden. Eine Depression ist eine schwerwiegende Erkrankung und muss schulmedizinisch und psychologisch begleitet werden. In diesem Fall werden ätherische Öle besonders achtsam und vorsichtig in Begleitung einer fachkundigen Person angewendet.

GUTE KOMBI-PARTNER:

- **Zitrusschalenöle**, insbesondere Bergamotte, Grapefruit, Blutorange
- **Neroli** (die Blüten von Zitrusbäumen, meist der Bitterorange)
- **Tonka, Vanille, Benzoe Extrakt**
- **Römische Kamille**, beruhigt bei Reizüberflutung und Wut
- **Jasmin** und **Rose** regen die Enzephalin-Ausschüttung an, ein Peptidhormon, das schmerzlindernd und stimmungsaufhellend wirkt.

Wenn man sich antriebslos, dünnhäutig, niedergeschlagen und wenig belastbar fühlt, können ätherische Öle unseren „Happy-Botenstoffen" auf die Sprünge helfen.

Bestimmte Inhaltsstoffe wie Methylanthranilat in herb duftenden ätherischen Ölen aus den Blättern des Mandarinenbaumes (Petit Grain Mandarinier), besondere Stickstoffverbindungen wie Indol im Jasminduft oder aromatische Ester in Vanille Extrakt oder Benzoe Extrakt können deutlich stimmungsverbessernd wirken.

Es gibt eine große Anzahl ätherischer Öle, die wahlweise mit den genannten Düften kombiniert werden können. Wie immer sollte die eigene Nase die passenden Düfte „erschnuppern", diese können von der hier vorgeschlagenen Auswahl abweichen.

KÖRPERSPRAY „SEELENWOHL“

Wohltuend wie ein aufbauender Spaziergang im sonnigen Süden: sich schon am frühen Morgen mit einem stimmungsaufhellenden Duft einzusprühen.

30 ml Orangenblütenhydrolat
20 ml Rosenhydrolat
3 Römische Kamille
3 Neroli 10 %
6 Bergamotte
1 Jasmin

Zum Aufsprühen auf Unterarme und Dekolleté

RIECHSTIFT „ENTSPANNUNG EXTREM“

Basilikumöl verleiht allen Mischungen eine starke Durchsetzungskraft, es gilt als der ultimative Retter bei seelischen Stolpersteinen.

4 Blutorange
1 Basilikum
1 Lavendel (alternativ: Bergamottminze)

Mehrmals täglich intensiv daran riechen.

ORANGENBLÜTENHYDROLAT „SOS-EMOTIONAL“

In eigenen schwierigen Lebensphasen konnten wir diese aufbauende Mischung ausgiebig testen und empfehlen sie seitdem gern weiter.

40 ml Orangenblütenhydrolat
20 ml Wodka
2 Neroli
2 Melisse
2 Römische Kamille

SEELENPARFUM

Uns begeistert das Konzept des „therapeutischen Parfums“, das nicht nur zum Zweck der Duftverbreitung aufgetragen wird, sondern durch und durch guttut.

27 ml Do-it-yourself Bioparfum oder Alkohol (mind. 70%ig)
5 Blutorange
5 Iris 1 %
5 Vanille Extrakt
1 Römische Kamille

Zutaten in der Sprühflasche mischen und einige Tage reifen lassen.

RIECHSTIFT „HAPPY SCHNUPPERLI“

Einhüllende Naturdüfte helfen den Glücksbotenstoffen auf die Sprünge, mehrmals am Tage wiederholtes Riechen unterstützt die seelische Stabilität.

2 Vanille Extrakt
2 Tonka Extrakt
4 „Lieblingszitrusöl“
1 Römische Kamille (optional)

Herbstblues & Winterdepression

Im Herbst, wenn die Tage kürzer werden und weniger Sonnenlicht das Gemüt erhellt, macht sich bei vielen Menschen auch in der Seele eine gewisse Dunkelheit breit. Verregnetes Wetter, wenig Sonnenlicht und Vitamin-D-Mangel schlagen sich bei vielen Menschen auf die Stimmung nieder.

Bei nur wenigen Sonnenstunden nimmt bei vielen Menschen die Antriebslosigkeit überhand. Es wird angenommen, dass der Neurotransmitter Serotonin am Mechanismus, der dazu führt, beteiligt ist. Denn je mehr Licht der Körper abbekommt, etwa im Hochsommer, desto mehr Serotonin wird produziert: ein Botenstoff, der für Glücksgefühle und den Schlaf-Wach-Rhythmus verantwortlich ist. Im Winter sinkt der Serotoninspiegel aufgrund der kurzen Tage.

Duftende „Licht-Einschalter"

Ätherische Öle mit stimmungsaufhellenden Duftmolekülen können im Raum vernebelt und in Körperölen oder -balsamen aufgetragen werden. Als Riechstift oder Raumspray sind sie an dunklen Tagen schnelle und effektive „Lichtschalter".

Ein guter Helfer ist das ätherische Öl aus den Schalen der Bergamotte. Durch den hohen Anteil an Estern kann die Essenz der Bergamotte die Serotonin- und Enzephalinproduktion anregen. Sie wirkt entspannend, harmonisierend und stimmungsaufhellend. Auch weitere ätherische Öle mit hohem Gehalt an unterschiedlichen Estern wie z. B. in Bergamottminze, Petit Grain, Lavendel, Rosengeranie wirken psychisch stark entspannend und stimmungsaufhellend, ebenso Düfte mit stickstoffhaltigen Estern wie Mandarine, Petit Grain aus Mandarinenblättern, Jasmin und Tuberose.

LICHTTHERAPIE

Wenn unser Körper nur wenig Sonnenlicht tanken kann, steigt die Produktion des schlaffördernden Melatonins, wir fühlen uns schlapp, antriebslos, manchmal sogar traurig. Die Lichttherapie nutzt den aktivierenden Effekt des blauen Lichtes, um etwa in den Wintermonaten depressive Verstimmungen zu behandeln. Inzwischen gibt es hübsche Schreibtisch- und Deckenlampen, die unserem Gehirn im Herbst und Winter die Energie schönster Sonnentage verleihen.

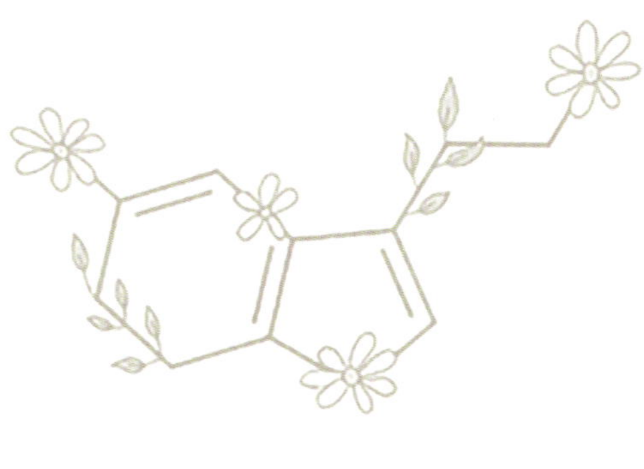

„HERBSTLICHT"-MISCHUNG FÜR VERNEBLER, DUFTLAMPE, RIECHSTIFT

Diese perfekte Mischung als Ergänzung zur stimmungsaufhellenden Wirkung einer Tageslichtlampe hilft dem Serotonin auf die Sprünge.

4 Bergamotte
2 Römische Kamille
1 Sandelholz oder Ho-Blätter

Ins Wasser des Verneblers geben und ab und zu einstellen, oder auf das Zellstoffröllchen eines Riechstiftes geben und regelmäßig mindestens für 2 Minuten inhalieren.

KÖRPERÖL „LICHTBLICK"

Manchmal suchen wir das Licht am Ende des Tunnels, vielleicht hilft eine feine Duftspur, wieder aus einem dunklen Tal aufzusteigen.

50 ml Johanniskrautöl
4 Bergamotte
3 Neroli 10 %
2 Lavendel
2 Petit Grain

Morgens und auch abends den ganzen Körper oder mindestens die Unterarme damit einreiben.

INHALIERSTIFT „SEROTONIN-SAMT"

Manchmal braucht jeder eine Extraportion einer duftenden Samt-und-Seide-Mischung um die Glückshormone aus ihrem Versteck zu locken.

5 Grapefruit
5 Benzoe Extrakt
1 Jasmin

Auf das Zellstoffröllchen eines Riechstiftes geben und regelmäßig für mindestens 2 Minuten inhalieren.

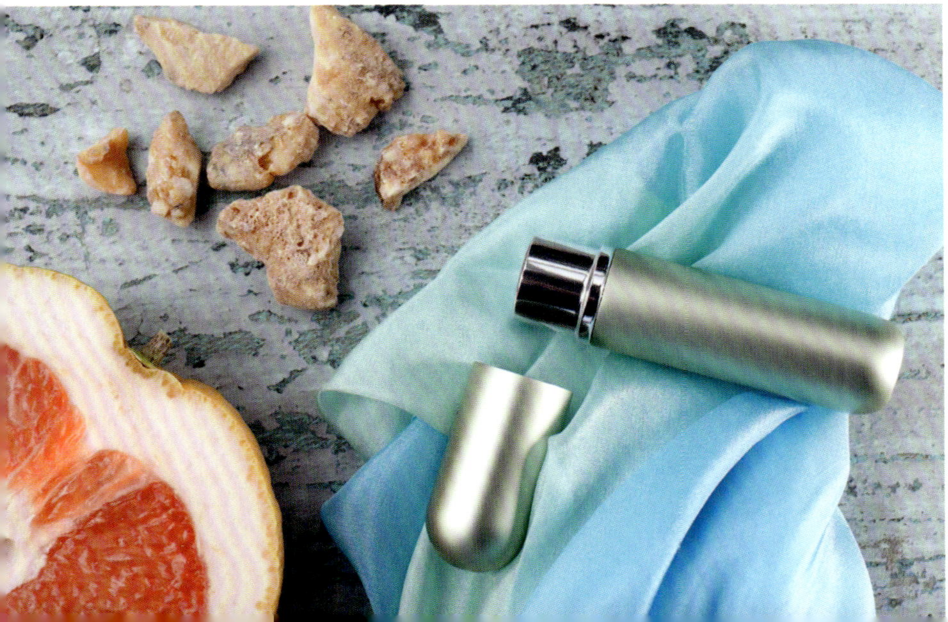

Aromatherapie to go – mit Riechstiften ist der Lieblingsduft stets griffbereit.

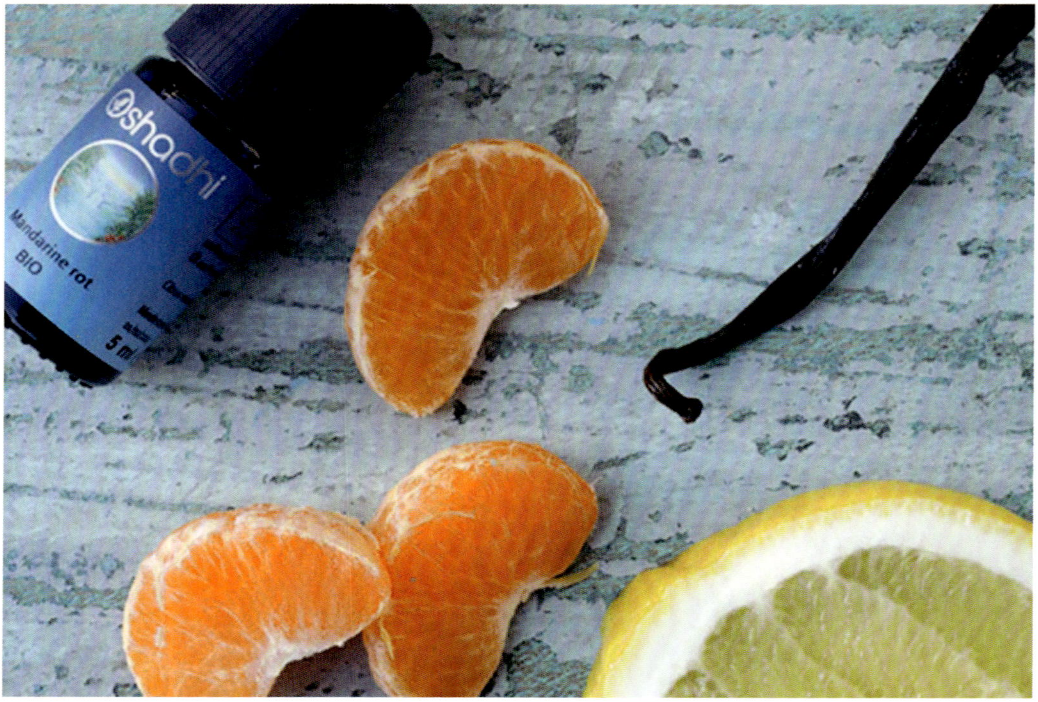

Vertraute Düfte können ein Lächeln auf die Lippen zaubern.

KÖRPERÖL „HAPPY-MOLEKÜLE“

Kann man von stimmungsaufhellenden Molekülen zu viel bekommen? In trüben Momenten sollten wir uns reichlich mit diesem Verwöhnduft umhüllen.

50 ml Mandelöl
2 Mandarine
2 Bergamotte
2 Römische Kamille
4 Vanille Extrakt

Täglich als Körperöl oder auf dem Solarplexus (Seite 134) anwenden.

Sie können die o. g. ätherischen Öle auch in 10 ml Jojobaöl mischen und einen Roll-on damit befüllen. Dieser wird dann wie ein Naturparfum angewendet.

GRUNDMISCHUNG „HERBST-WANDERN“

Die frischen und doch herben Zitrusdüfte, kombiniert mit den Nadelbaumölen, riechen wie ein sonniger Spaziergang im Herbst.

20 Bergamotte
20 Zitrone
10 Douglasie
10 Fichtennadel
10 Benzoe Extrakt

Diese Grundmischung kann für Roll-on-Mischungen, Körperöle, Riechstifte oder Vernebler benutzt werden.

Trauer, Abschied, Liebeskummer

Nüchtern betrachtet wird die Trauer folgendermaßen definiert: „Trauer ist eine durch einen schwerwiegenden Verlust verursachte Gemütsstimmung, die etwa durch den Verlust einer geliebten oder verehrten Person, durch einen ideellen Verlust oder die Erinnerung an solche Verluste hervorgerufen wird."

Jeder Mensch lernt im Laufe seines Lebens dieses schmerzhafte Gefühl kennen. Wir trauern um vieles: Das kann im Kindesalter das verlorene Kuscheltier sein. Der Verlust eines geliebten Menschen, das lieb gewonnene Haustier, Partnerschaften, die zerbrechen, Freunde, die aus unserem Leben verschwinden. Auch einfach „nur" vergangene schöne Ereignisse.

Stabilisieren durch Düfte

All diese Emotionen fühlen sich sogar manchmal so an, als wenn man sich im freien Fall befände. Insbesondere wenn ein plötzlicher, nicht absehbarer Verlust auf Menschen einprallt, kann das stabilisierende ätherische Öl aus dem Holz der Zeder für Halt, Mut und Zuversicht sorgen.

Auch das Gefühl von Heimweh ist eine Art von Trauer. Vertraute Alltagsgerüche wie ein bestimmtes Reinigungsmittel, eine Pflanze, die mit dem Platz, oder das Parfum, das mit der Person in Verbindung gebracht wird, können bewusst eingesetzt werden. Mit den ätherischen Ölen, die in dieser individuellen Situation als stabilisierend empfunden werden, kann der steinige Weg der Trauerbewältigung etwas weniger holprig sein.

Eines der uns ganz wichtigen ätherischen Öle in schweren Zeiten ist das kostbare Öl aus der Iriswurzel. Sein leicht pudriger, kaum greifbarer, leichter Duft ist wie ein Engel, der beschützend seine Flügel um unsere Schultern legt.

ROSENÖL ODER ROSENHYDROLAT?

Die Rose galt lange Zeit als *das* ätherische Öl, wenn es um Sterben und Trauer ging. Es hat sich jedoch gezeigt, dass es nicht bei allen Menschen passend ist.

Nach unserer Erfahrung wird ein gutes Rosenhydrolat als weniger aufdringlich empfunden und oft besser vom Betroffenen angenommen. Rosenhydrolat wird einfach unverdünnt als Dekolleté- oder Körperspray oder in einem Vernebler verwendet.

GRUNDMISCHUNG „ENGELSGLEICH“

Diese Mischung zauberte bereits vielen Menschen ein deutliches Lächeln auf das Gesicht, auch – oder gerade – wenn es ihnen nicht gut ging.

14 Tropfen Mandarine
10 Tropfen Iris 1 %
10 Tropfen Rose 10 %
5 Tropfen Sandelholz
1 Tropfen Vetiver

Diese Grundmischung wird in 10 ml Alkohol (mindestens 70%ig) verdünnt, man nimmt dann z. B. 5 Tropfen dieser Grundmischung für einen 5-ml-Roll-on mit Jojobaöl oder nutzt sie als Parfum, indem man 1 Tropfen pur auf beide Pulse verreibt.

ROLL-ON „TROST UND GEBORGENHEIT“

Iris, die Göttin des Regenbogens, kann bei den Stürmen des Lebens tatsächlich ein Gefühl von Getragen-Sein, Hoffnung und Stabilität vermitteln.

10 ml Jojobaöl
4 Tropfen Iris 1 %
1 Tropfen Vanille Extrakt

Bei Bedarf auf beide Pulse, die ganzen Unterarme oder den Solarplexus auftragen.

IN ROLL-ONS ...

... sollte nur Jojobaöl oder Alkohol verwendet werden. Die meisten anderen Pflanzenöle können auf der Oberfläche der Roll-on-Kugel schnell ranzig werden.

HERZKONFEKT

Emotionale Stütze vom Feinsten (und sogar zum Abschlecken): Der Duft der Rose zentriert und lindert, wenn das Herz wie zerbrochen scheint.

20 g Bio-Kokosöl
2 Tropfen Rose 10 % (destilliert) oder 1 Tropfen Rosen Absolue
1 Tropfen Grapefruit
1 Tropfen Vanille Extrakt oder Benzoe Extrakt

Eine erbsengroße Menge des Balsams sanft auf die Herzgegend auftragen.

RIECHSTIFT „HEIMATLIEBE“

Diesen Duft bereits einige Tage vor der Abschiedssituation schnuppern, sodass sich bei Heimweh die Neuronen sofort ans Zuhause erinnern.

3 Tropfen Orange
2 Tropfen Lavendel
1 Tropfen Zeder

Bei Heimweh mehrmals täglich intensiv daran riechen.

KÖRPERÖL „SEELENBALSAM“

Der besondere Duft der Magnolienblüte enthält wertvolle Buttersäureverbindungen; diese wirken extrem entspannend.

50 ml Mandelöl
4 Tropfen Mandarine oder Grapefruit
4 Tropfen Vanille Extrakt
3 Tropfen Magnolienblüte
1 Tropfen Weihrauch (optional)

Nach dem Duschen die Haut damit pflegen.

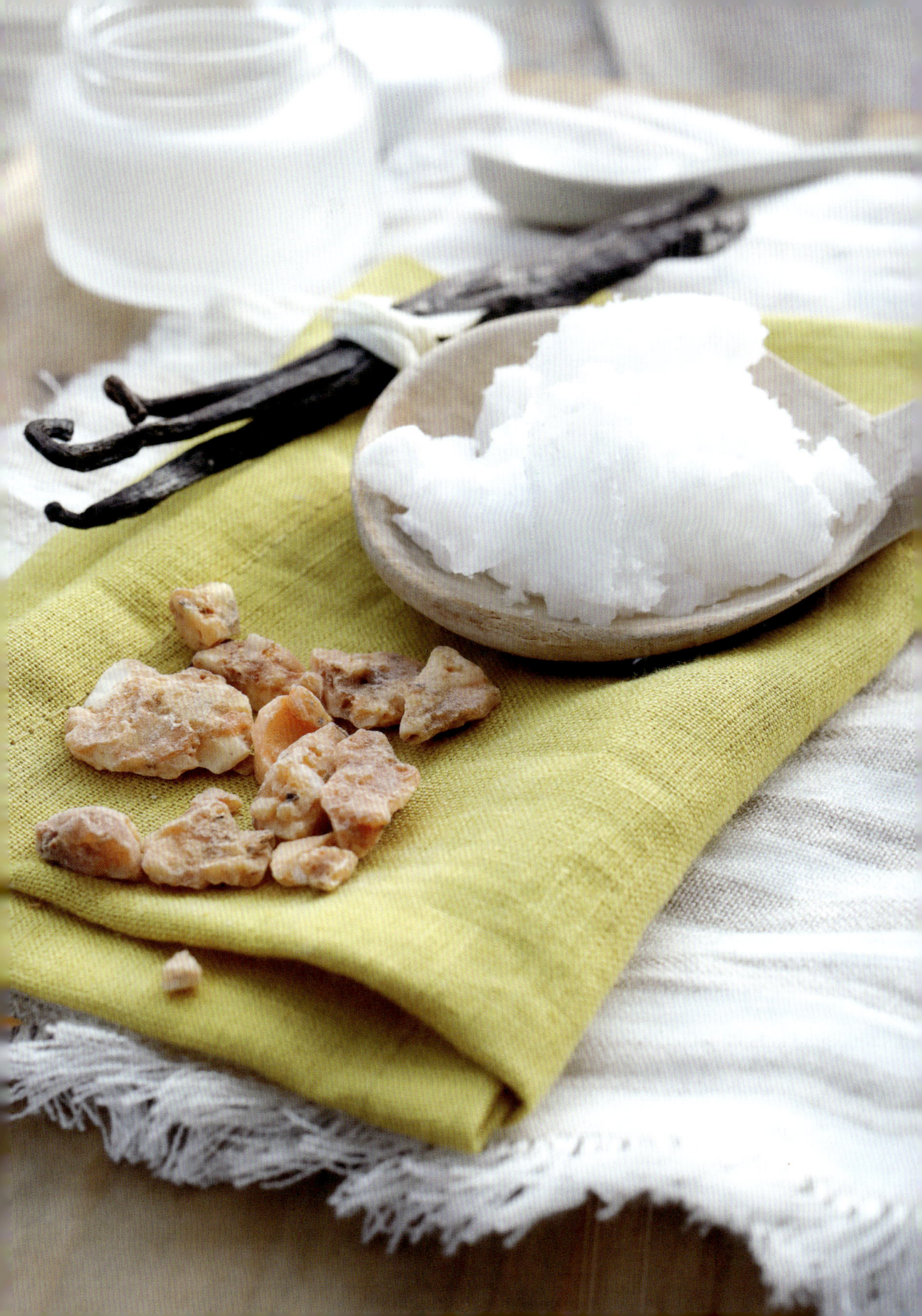

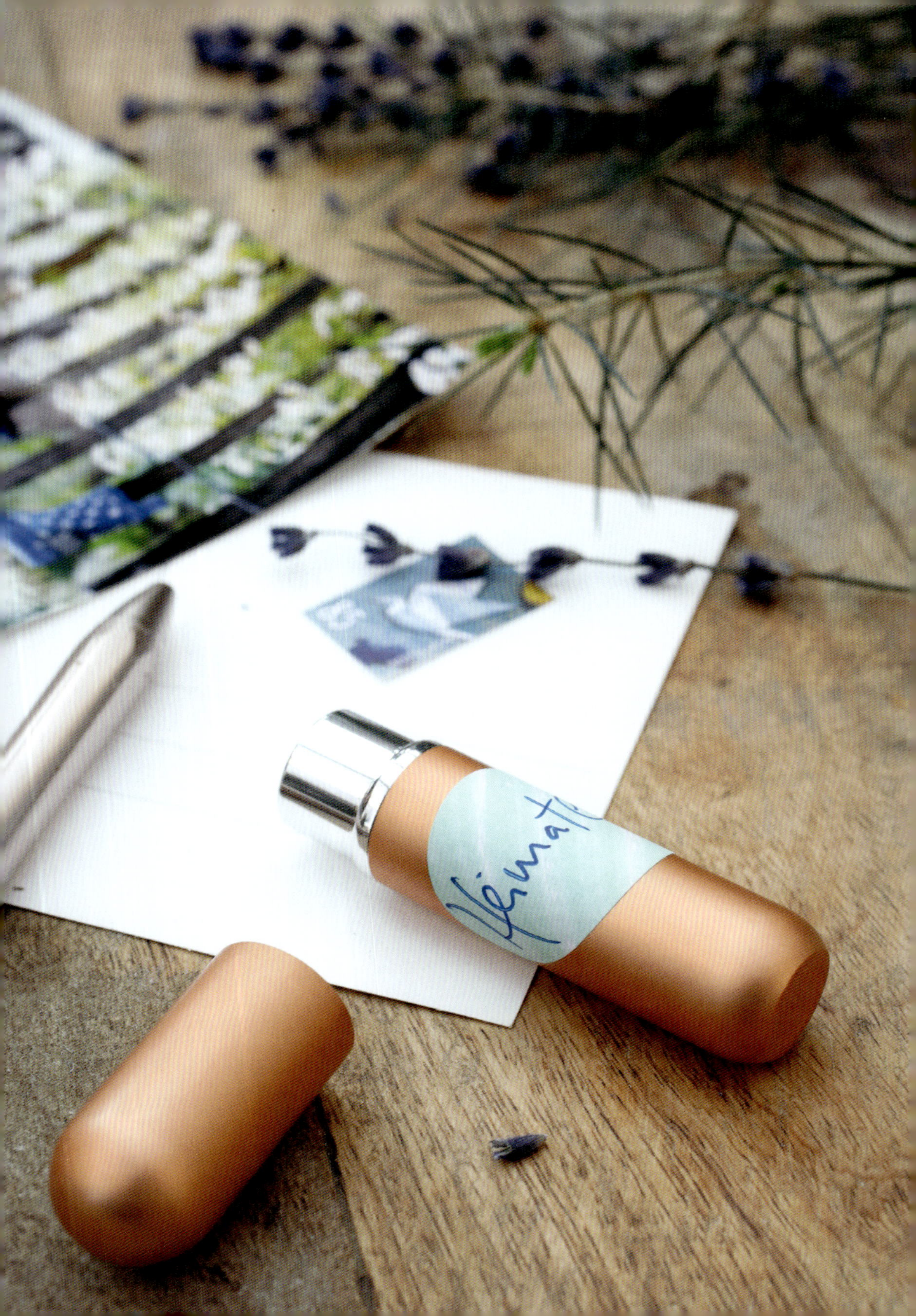

Herzschmerz oder: „Mir ist so eng ums Herz“

Das Herz ist der Ort der starken Emotionen: Liebe, Eifersucht, Hass, Trauer und andere Gefühle zerreißen es uns manchmal schier. Es kann sich gebrochen anfühlen, vor Freude hüpfen oder in die Hose rutschen. Manche haben es „am rechten Fleck“, bei anderen scheint es, als hätten sie „ein Herz aus Stein“.

Wir sprechen von unglaublichen Herzschmerzen und meinen einen stark spürbaren Druck in der Herzgegend sowie viel zu deutlich spürbare Herzschläge (Palpitationen). Herzschmerz gehört auch zu den schlimmsten emotionalen Schmerzen, die wir kennen. Kein Schmerzmittel hilft, aber vielleicht können Düfte fürs Herz so manchen Schmerz lindern. Die Melisse mit ihren herzförmigen Blättern und ausgleichend wirkenden Inhaltsstoffen gilt als wichtige Herzschutz-Pflanze (Seite 143).

Broken Heart – Wenn das Herz bricht

Die offizielle Definition des Broken-Heart-Syndroms lautet Stresskardiomyopathie. Dabei handelt es sich um eine seltene, akut einsetzende und oftmals schwerwiegende Funktionsstörung des Herzmuskels. Die Symptome gleichen denen eines Herzinfarktes und treten meist unmittelbar nach körperlicher und/oder emotionaler Belastung auf. Frauen sind öfter betroffen als Männer.

Seit den 1990er-Jahren wird das Broken-Heart-Syndrom als eigene Erkrankung beschrieben, jedoch konnten die Ursachen noch nicht vollständig geklärt werden.

Als Folge massiven emotionalen Stresses kann es zu einer Verminderung der Pumpleistung des Herzens kommen, im Extremfall kann dies zu einem kardiogenen Schock führen: Der Blutdruck fällt, der Körper kann nicht mehr ausreichend mit Blut versorgt werden. Immerhin versterben gut fünf Prozent der Betroffenen.

AUS DER WISSENSCHAFT

Eine Forschergruppe aus Göttingen konnte feststellen, dass es eine genetische Veranlagung zum Broken-Heart-Syndrom gibt. Die Herzmuskelzellen betroffener Patienten reagieren bis zu sechsmal empfindlicher auf Stresshormone.

Ein Lieblingsduft kann in schweren Zeiten trösten und beruhigen.

ROLL-ON „HERZLICH“

Bei Trauer und Liebeskummer ist es geradezu unsere Pflicht, unser angeschlagenes Herzgefühl mit Rosen- und Melissenduft zu stützen.

10 ml Jojobaöl
1 Tropfen Rosen Absolue
3 Tropfen Melisse 10 %
2 Tropfen Vanille Extrakt
1 Tropfen Narde oder Vetiver

Bei Bedarf alle 30 Minuten auf die Herzgegend oder die Pulse bzw. Unterarme auftragen.

HERZBUTTER

Wenn uns jemand im Stich gelassen hat oder eine Situation so richtig schiefging, bleiben wir mithilfe dieser „Zaubersalbe“ in unserer Mitte.

1 EL Mandelöl
1 EL Sheabutter
2 Tropfen Rose 10 %
2 Tropfen Benzoe Extrakt
1 Tropfen Melisse 10 %
1 Tropfen Iris 1 %

Bei Bedarf auf die Herzgegend oder die Unterarme auftragen.

RIECHSTIFT „HERZGESPRÄCH“

Schockartige Erlebnisse zwingen uns oft in unangenehme innere Dialoge. Ein stabilisierender Duft hält uns eher zentriert und gefasst.

2 Tropfen Zirbelkiefer
2 Tropfen Bergamotte
1 Tropfen Benzoe Extrakt

Auf das Zellstoffröllchen eines Riechstiftes geben und regelmäßig für mindestens 2 Minuten inhalieren.

KÖRPERÖL „SCHUTZ UND GEBORGENHEIT“

Diese fein duftende Mischung umhüllt uns mit einem wohltuenden Gefühl des Aufgehoben-Seins.

50 ml Mandelöl
3 Tropfen Benzoe Extrakt
3 Tropfen Mandarine
2 Tropfen Melisse
2 Tropfen Rose

Nach dem Duschen oder vor dem Baden den Körper damit einreiben und ein 20-minütiges Entspannungsbad genießen.

EXTRA-TIPP FÜR MEHR „HERZWÄRME“

In Phasen besonderer Belastungen und Herausforderungen, in Unsicherheit, Trauer oder Neuorientierung brauchen Menschen Wärme. Der Bienenwachswickel „Herzwärme“ enthält neben wertvollem Bienenwachs den Duft von Mandarine, Römischer Kamille, Benzoe Extrakt, Rose und Lavendel und wurde nach einer Rezeptur von Sabrina Herber in Zusammenarbeit mit „Wachswerk“ (Serviceteil, Seite 157) für besondere, schwere Momente im Leben entwickelt.

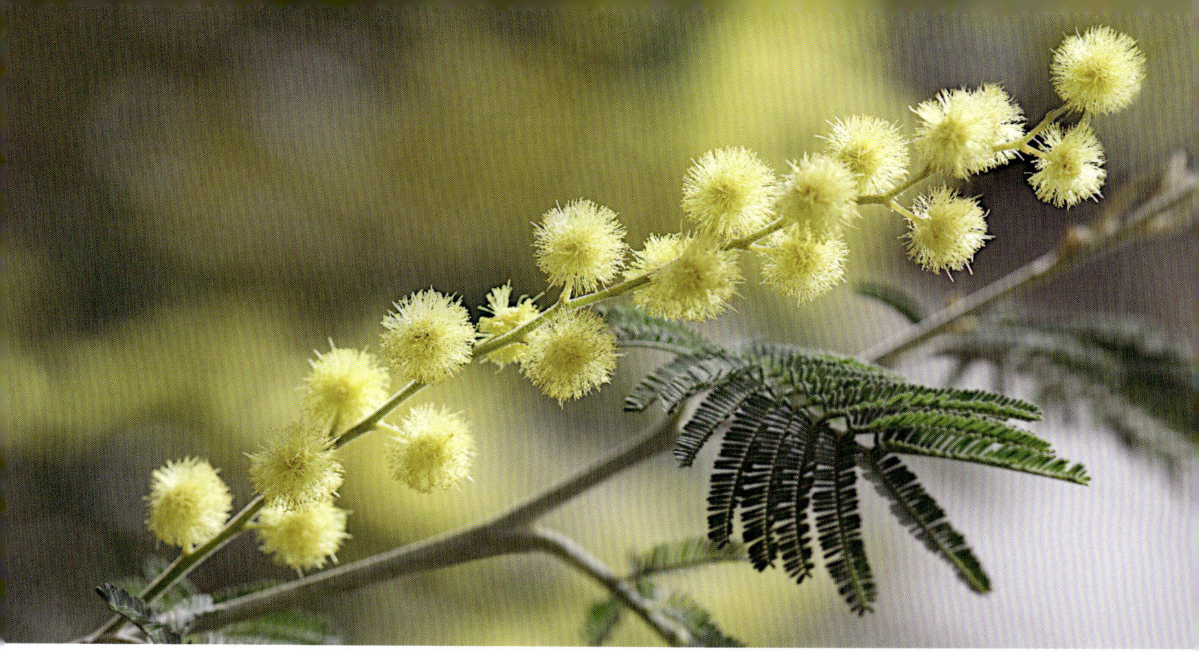

Das Selbstvertrauen stärken

Vielen Menschen fällt es schwer, sich selbst zu vertrauen. Mehr Selbstbewusstein und damit ein souveränes Auftreten, weniger Schüchternheit, die eigene Meinung offen zu vertreten und nicht jedem Mitmenschen gefallen zu müssen – das wünschen sich viele.

Laut Definition wird Selbstbewusstsein als „tiefes Überzeugtsein von den eigenen Fähigkeiten" beschrieben. Dies schließt auch das Vertrauen in die eigene Kompetenz und den eigenen Selbstwert mit ein. Mit dem nötigen Selbstvertrauen kann der Blick nach vorne gerichtet werden. So wird es erst wirklich möglich, so manche Hürde, die uns vorher unüberwindbar erschien, zu überwinden.

Wenn andere auf uns „herumtrampeln"

Eine Herausforderung unserer durch Soziale Medien geprägten Zeit ist, dass wir uns vermehrt mit bösartigen Kommentaren und gar Mobbing auseinandersetzen müssen. Bereits Kinder bekommen oft die Hetze von Gleichaltrigen ab, denn heutzutage kann wesentlich feiger gestichelt werden.

Mobbing ist ein akutes Thema, mit dem sich viele Menschen auseinanderzusetzen haben. Insbesondere zarte, sensible Personen, auch solche mit vermeintlich von der Norm abweichen-

MIMOSE FÜR ZART BESAITETE

Der Duft der Mimose enthält eher ungewöhnliche Verbindungen, er gehört zu den absoluten Wohlfühl- und Stimmungsaufheller-Düften. Insbesondere Menschen, die eher dünnhäutig sind, die nicht gut mit Kritik umgehen können, werden sich mit diesem leicht pudrigen Duft umhüllt und beschützt fühlen.

den äußeren Merkmalen (größer, kleiner, dicker, dünner ...), können zum Außenseiter abgestempelt werden. Betroffene kapseln sich oft ab, verlieren immer mehr an Selbstvertrauen.

Die ätherischen Öle der Römischen Kamille und der Zeder können bei Selbstzweifeln, Unsicherheit und Mobbing in Mischungen für mehr Stabilität und Sicherheit sorgen: Das zarte und fast apfelartig duftende Pflänzchen der Römischen Kamille richtet sich, auch nachdem auf ihm herumgetrampelt wurde, wieder auf und verströmt besonders dann seine feinen Duftmoleküle. Die starke Zeder, der kein Sturm etwas anhaben kann, vermittelt Stärke, Mut und Zuversicht.

RIECHSTIFT „DER WEG IST DAS ZIEL"

Es ist ganz klar, das Ziel liegt schon vor Augen, aber der Weg scheint steinig und unüberwindbar. Da heißt es sich zu fokussieren, sich auf das Wesentliche zu konzentrieren.

2 Tropfen Weißtanne
2 Tropfen Blutorange
1 Tropfen Zypresse

SOLARPLEXUS-ÖL „WÄRMENDE ENERGIE"

Kraft und Energie werden gebündelt, die Seele gewärmt, um gestärkt den Widrigkeiten entgegenzutreten.

1 EL Olivenöl oder Johanniskrautöl
2 Tropfen Pfefferminze
1 Tropfen Kardamom
1 Tropfen Lieblingszitrusöl

ROLL-ON „WIND FÜR MEINE SEGEL"

Manchmal braucht es ein Brise für Mut und Selbstvertrauen, um sich unangenehmen Situationen und Begegnungen zu stellen.

10 ml Jojobaöl
3 Tropfen Mimosen Absolue
2 Tropfen Limette
1 Tropfen Litsea

Mindestens eine dieser Mischungen etwa einen Monat lang möglichst ein- oder zweimal täglich anwenden.

AUS DER FORSCHUNG

16 ältere koreanische Frauen erhielten jeweils dreimal pro Woche je 20-minütige Aroma-Massagen, 20 ältere Frauen wurden ohne ätherische Öle behandelt. Die Behandlung erfolgte drei Wochen lang mit einer Woche Pause und weiteren zwei Wochen Behandlung mit folgenden ätherischen Ölen: Kamille, Lavendel, Rosmarin und Zitrone. Zu verzeichnen waren signifikant weniger Angst und eine Steigerung des Selbstwertgefühls.

Wenn alles zu viel wird – Überlastung

Stress dürfte jedem bekannt sein. Der alltägliche „Wahnsinn", der uns permanent zwingt, an gefühlt tausend Dinge gleichzeitig zu denken. Diese „Dauerschleife" gilt es bei Überlastung zu durchbrechen. Dies kann gelingen, wenn wir uns kleine Inseln der Erholung gönnen.

Kinder, Haushalt, Beruf, Partnerschaft, ein offenes Ohr für Freunde und Familie: Multitasking wird fast pausenlos erwartet. Abends fallen wir todmüde ins Bett, am nächsten Tag geht es genauso weiter.

Nachweislich bringt jedoch chronischer Stress die körpereigene Abwehr aus der Balance, vor allem wenn geeignete Bewältigungsstrategien fehlen. Ein gesundes Gleichgewicht zwischen An- und Entspannung ist überaus wichtig, damit aus zeitweiser Überlastung kein Dauerstress wird mit Folgen wie z. B. Schlafstörungen, chronischen Schmerzen, einem geschwächten Immunsystem und Burn-out (Seite 90).

Wir sollten feste Rituale zum Abschalten und Entspannen im Alltag verankern, bewusst auf unsere körperliche und seelische Gesundheit achten und uns selbst ebenso umsorgen, wie wir es bei anderen täten.

WIE WIRKT CORTISOL?

Cortisol ist ein sogenanntes Stresshormon, es wird in der Nebennierenrinde produziert. Kurzfristig sorgt es dafür, dass man leistungsfähig ist, und wirkt wie eine Art Schutzschild gegen Belastung und sogar Entzündungen. Bei dauerhafter Ausschüttung jedoch, etwa durch chronischen Stress, führt es zu Konzentrations- und Schlafstörungen bis hin zu Bluthochdruck und Herzerkrankungen.

DIE HAUSAPOTHEKE BEI ÜBERLASTUNG

Mithilfe folgender ätherischer Öle können Sie sich Oasen der Entspannung schaffen:

- Mandarine
- Bergamottminze
- Bergamotte
- Ylang Ylang
- Rosengeranie
- Römische Kamille
- Jasmin
- Muskatellersalbei
- Tonka Extrakt
- Düfte, die Furocumarine enthalten (Zitrusschalenöle)
- extrem verdünnte Öle mit Aldehyden: Lemongrass, Zitronenmyrte, Litsea
- einige Holzöle, die Sesquiterpen-Verbindungen enthalten: Atlaszeder, Virginiazeder, Patchouli sowie Vetiverwurzel

ANREGUNG DER NEBENNIEREN

Dieser Waldduft kann die kraftspendende Tätigkeit der Nebennieren aktivieren, insbesondere „wenn der Motor morgens nicht gut anspringt".

10 ml Olivenöl
20 💧 Balsamtanne oder Weißtanne

Jeweils 3 Tropfen auf die Handrücken geben, jeden Morgen und ggf. mittags auf die Gegend der Nebennieren (hintere obere Taille links und rechts der Wirbelsäule) mit schnellen, kreisenden Bewegungen einreiben.

KÖRPERÖL „KRAFT UND ZUVERSICHT"

Wenn viel Belastung und zu wenige Erholungspausen unseren Alltag bestimmen, spendet diese Mischung täglich eine Portion Kraft und Zuversicht.

50 ml Johanniskrautöl
3 💧 Zeder
4 💧 Mandarine
1 💧 Rose
2 💧 Vanille Extrakt
2 💧 Blutorange

Abends Arme, Beine und Füße damit einreiben.

EXTRA-TIPP: GEMMO-MAZERAT

Das Gemmo-Mazerat Lindenblüte kann in stressigen Zeiten das Gleichgewicht von Körper und Seele unterstützen, es sollte dazu kurmäßig einige Wochen eingenommen werden.

SOLARPLEXUS-EINREIBUNG „BALANCE IN DEINER MITTE"

Kraft sammeln, in der eigenen Mitte bleiben und die eigene Balance wiederfinden.

1 EL Mandelöl
2 💧 Rosengeranie
1 💧 Römische Kamille

Den Solarplexus sanft damit einreiben und ggf. ein Kirschkernkissen zum Wärmen auflegen.

RIECHSTIFT „SCHAU NACH VORN"

Den Blick in die Zukunft richten und Vergangenes hinter sich lassen: Das ist mit den frischen und klaren Düften dieser Mischung kein Problem.

3 💧 Zedrat Zitrone
2 💧 Myrte
1 💧 Latschenkiefer

Mehrmals täglich intensiv für mehrere Minuten an der Mischung schnuppern.

ROLL-ON „DIE KRAFT DER BÄUME"

Die Stürme des Lebens verlangen manchmal viel Durchhaltevermögen von uns. Mit der stärkenden Power der Nadelbaumöle überstehen wir so manchen Orkan.

10 ml Jojobaöl
2 💧 Douglasie
2 💧 Fichtennadel
2 💧 Weißtanne
2 💧 Grapefruit

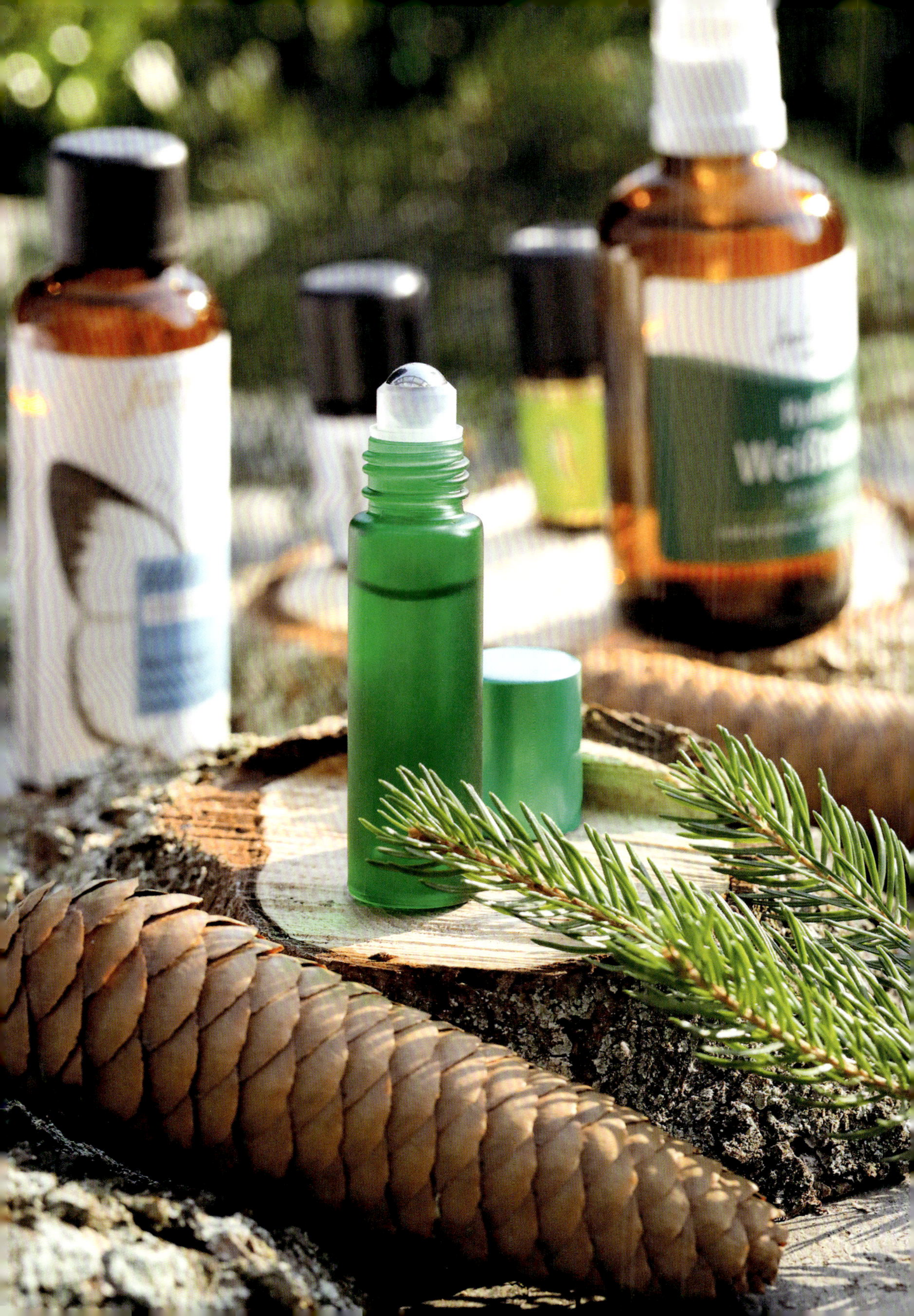

Burn-out

Heutzutage müssen wir uns alle mit hohen Anforderungen, Leistungsdruck und belastenden Lebensumständen auseinandersetzen. Kein Wunder, dass Überforderung und Burn-out inzwischen an der Tagesordnung sind. Doch was genau versteht man unter einem Burn-out?

Für Burn-out, diesen extremen Belastungs- und Erschöpfungszustand, gibt es bisher keine einheitliche Definition. Der Zustand des völligen Ausgebranntseins ist von starker emotionaler und körperlicher Erschöpfung geprägt, welche beispielsweise durch chronische Überforderung entstehen kann. Erstmals wurde der Begriff in den 1970er-Jahren vom US-amerikanischen Psychotherapeuten Herbert Freudenberger geprägt.

Dass Menschen auf diesen Dauerdruck mit Erschöpfung reagieren, ist völlig normal und zunächst nicht krankhaft. Kommen jedoch weitere Symptome hinzu wie das Gefühl der Entfremdung von der (beruflichen) Tätigkeit, körperliche Beschwerden wie Schmerzen oder Magen-Darm-Probleme, Konzentrationsprobleme und große Lustlosigkeit, dann könnte es sich schon um ein Burn-out handeln (siehe auch Seite 110).

DIE 10 OLFAKTORISCHEN KRAFTSPENDER

Folgende ätherische Öle können uns in dieser schwierigen Situation begleiten, Rückendeckung geben, uns stabilisieren und stützen:

- Petit Grain
- Zeder
- Angelika
- Lorbeer
- Basilikum
- Lemongrass
- Lavendel oder Bergamottminze
- Zypresse
- Ingwer
- Rosmarin Ct. Cineol oder Verbenon

Vorbeugen ist besser als Nachsorgen

Versuchen Sie sich, wann immer möglich, kleine Inseln und Auszeiten zu schaffen. Pflegen Sie Freundschaften, suchen Sie sich Rituale, die gut in Ihren Alltag integrierbar sind, und seien Sie sich „wichtig“. Ätherische Öle machen es uns einfach, uns täglich ein wenig zu verwöhnen, uns „selbst zu pflegen“. Fast jeder Mensch liebt feine Düfte, die Auswahl ist groß, zudem können unendlich viele wohltuende Mischungen zu unserer „Seelenkosmetik“ beitragen. Wir können also täglich in uns hineinfühlen und den genau passenden Duft für die aktuelle Stimmung anwenden.

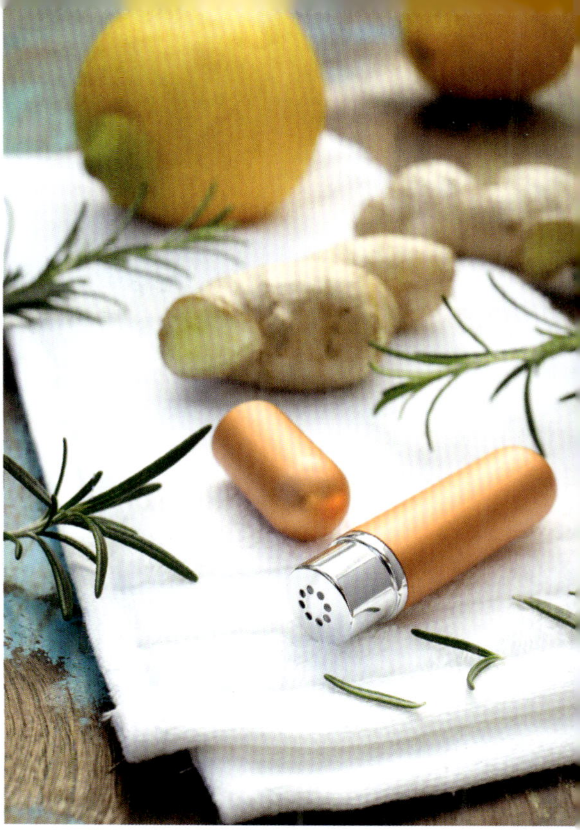

Mit den richtigen Naturdüften kommt (fast) jeder in Schwung.

RIECHSTIFT „MORGENPOWER“

Schlecht geschlafen, noch müde und antriebslos? Kein Problem, diese Powermischung sorgt für frischen Schwung am Morgen.

1 💧 Rosmarin Ct. Cineol
1 💧 Ingwer
2 💧 Zitrone

Als Riechstift oder morgendliche Fußeinreibung (dazu die ätherischen Öle mit 10 ml Mandelöl vermischen).

KRAFTSPRAY

Mit diesem „Duft-Espresso“ werden die Lebensgeister geweckt – und das ohne stark anregendes Koffein wie bei einem echten Kaffee.

30 ml Rosmarinhydrolat
20 ml Lorbeerhydrolat

Als Gesichts-, Puls- oder Dekolletéspray mehrmals täglich aufsprühen.

ROLL-ON „KLAR UND STARK“

Auch tagsüber braucht es manchmal eine Art Kickstarter – dafür kann mit diesem Roll-on schnellstmöglich gesorgt werden.

10 ml Jojobaöl
2 💧 Lorbeer
2 💧 Bergamotte
2 💧 Zeder

KÖRPERÖL „SCHUTZ UND KRAFT“

Frisch und dennoch herb – diese Mischung vertreibt trübe Gedanken und stabilisiert.

50 ml Mandelöl
4 💧 Lemongrass
2 💧 Petit Grain
2 💧 Salbei (ketonarm)
2 💧 Bergamotte

BALSAM „DIE RUHE VOR DEM STURM“

Wenn alles zu viel wird und die Nervosität überhandnimmt, kann dieser Balsam auf Solarplexus oder Pulse eingerieben werden.

30 g Kokosöl (im Sommer eher Sheabutter)
4 💧 Palmarosa
2 💧 Monarde
2 💧 Rosen Absolue
2 💧 Blutorange

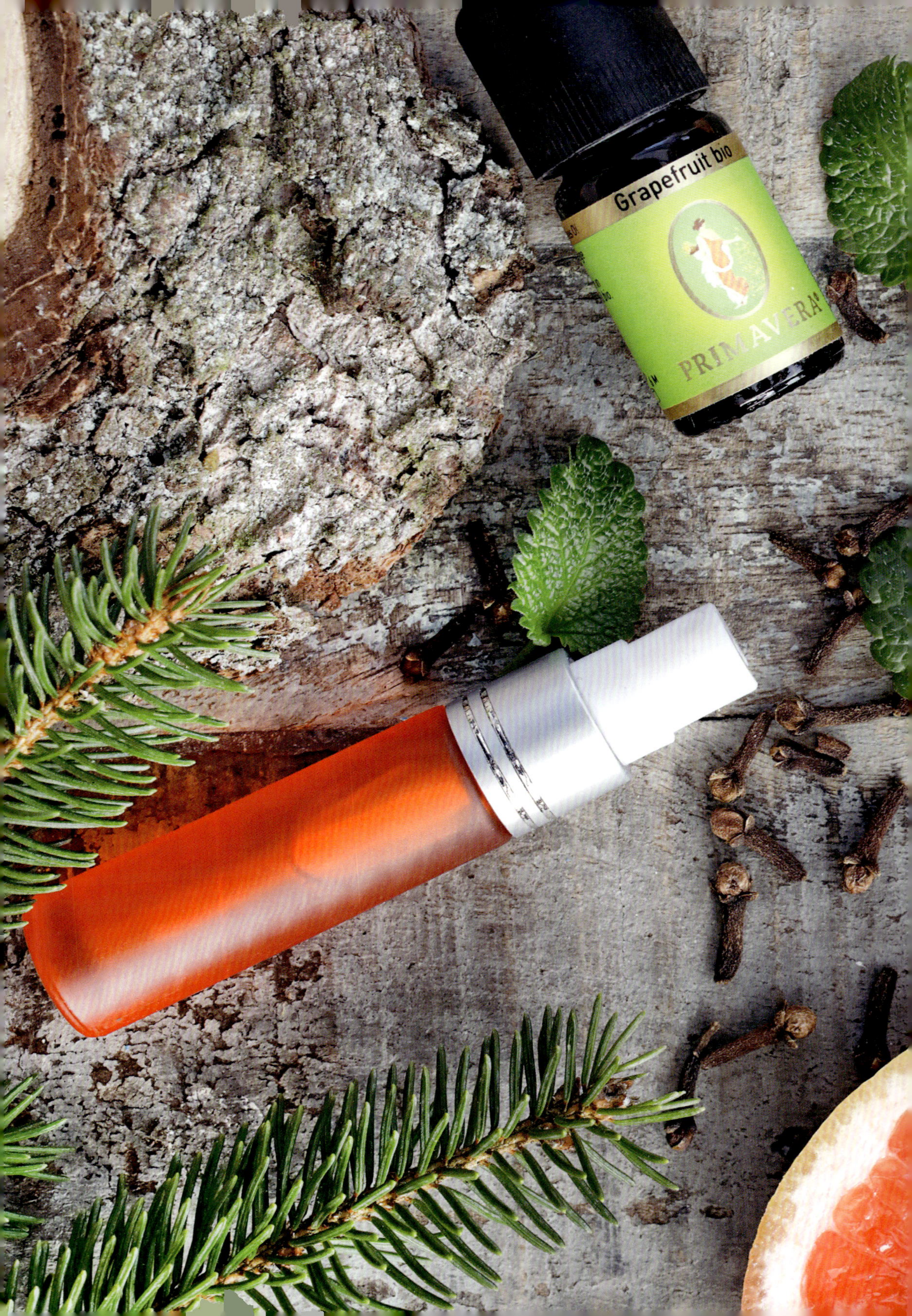
Grapefruit bio
PRIMAVERA

Voll elektrifiziert – den Stecker ziehen

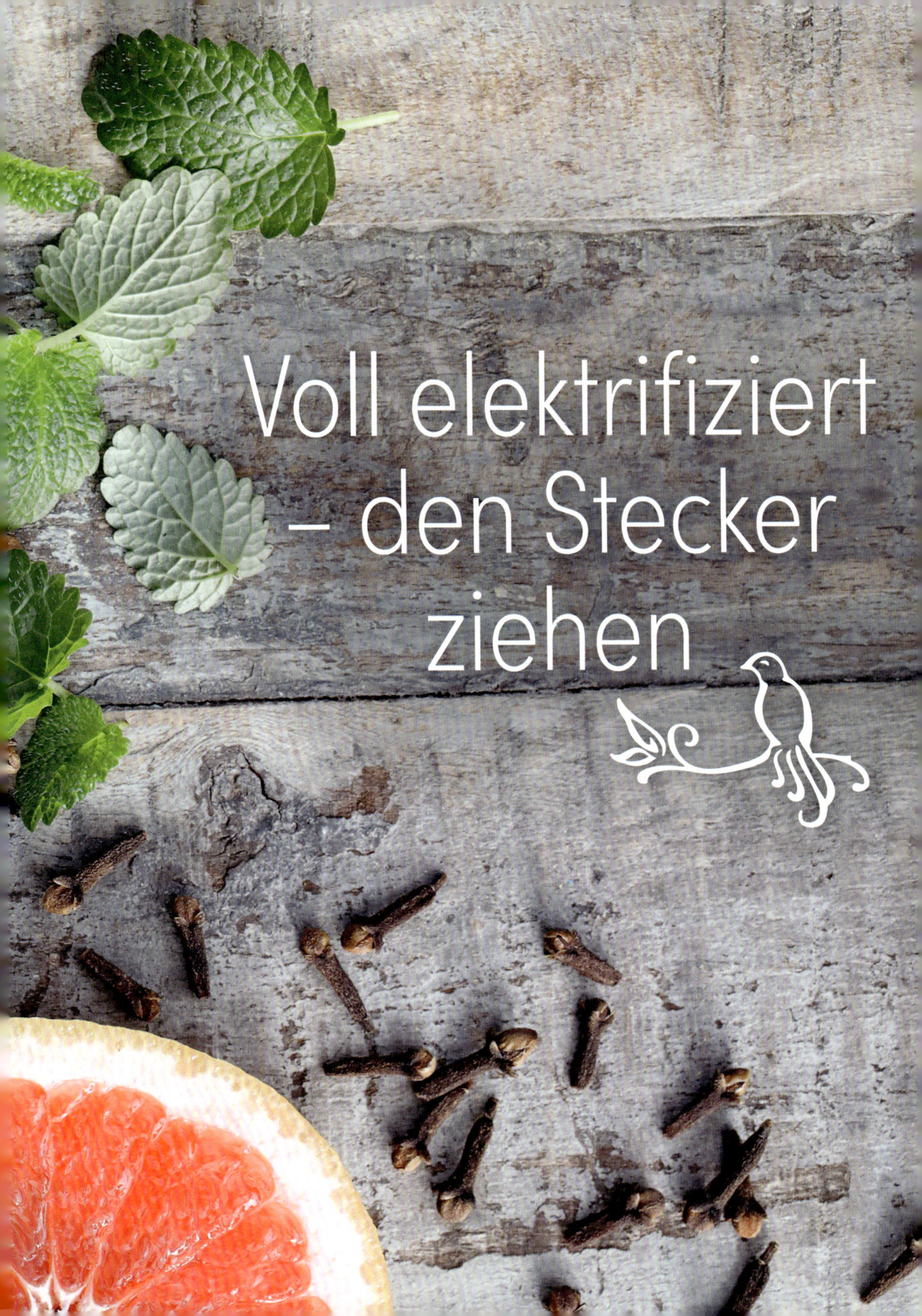

Innere Anspannung

In besonders stressigen Zeiten, die geprägt sind von Druck und Anspannung, ist es manchmal nötig, „den Stecker zu ziehen“ und ein paar Schritte zurückzutreten, um Situationen aus einer gewissen Distanz anzuschauen, neu zu bewerten und mit frischem Wind an die Dinge heranzugehen.

Zähne zusammenbeißen und durch! In einem interessanten Artikel einer New Yorker Zahnärztin war zu lesen, dass sie in sechs Monaten des ersten Corona-Jahres 2020 mehr Patientinnen und Patienten mit Mikro-Rissen in den Zähnen behandeln musste als in den zurückliegenden sechs Jahren. Das sagt viel über unseren Zustand aus, zeigt, wie unsere unterschwelligen (oder lauten) Ängste uns zu schaffen machen, wie wir buchstäblich die Zähne zusammenbeißen, um durch Krisen zu kommen. Bei nächtlichem Zähneknirschen können sanfte Einreibungen der Wangenknochen mit Römischer Kamille in etwas Mandelöl die Verspannungen im Kieferbereich lösen.

Wenn die Nerven blank liegen

Manchen Menschen stockt buchstäblich der Atem, wenn sie gestresst und voller Anspannung sind. Diese inneren Zerreißproben führen zu Unruhe und Nervosität und fühlen sich sehr unangenehm an. Die Konzentration lässt nach, selbst einfachste Entscheidungen zu treffen fällt schwer, manchmal scheint das Herz ins Stolpern zu geraten, und auch der Schlaf lässt zu wünschen übrig.

Lösen wir diese Spannungen nicht rechtzeitig, rauben sie uns immer mehr Energie, wir werden infolge davon zunehmend gereizter und Nervosität wird zum ständigen Begleiter.

In Zeiten von Anspannung und der Konfrontation mit Dingen, die an unseren Nerven zerren, haben wir Aromatherapie-Kenner zum Glück viele ätherische Öle aus Bäumen, die uns durch wacklige Zeiten helfen können.

FÜR MEHR STABILITÄT:

- **Nadeln/Zweige von Bäumen** Nadelöle wie Fichte, Kiefer, Tanne, Lärche
- **Holz von Bäumen** Atlaszeder, Himalayazeder, Sandelholz, Palo Santo
- **Blüten von Bäumen** Magnolie, Mimose, Champaca, Ylang Ylang
- **Früchte von Bäumen** Tonka Extrakt
- **Harze von Bäumen** Weihrauch (bedrohte Art), Benzoe Extrakt

ROLL-ON „DIE KRAFT DES BAUMES“

Das sanfte Mitgehen im Wind und die Standhaftigkeit eines Baumes täten uns oftmals gut – Zeder und Tanne zeigen, wie‘s geht.

10 ml Jojobaöl
2 💧 Mandarine
2 💧 Benzoe Extrakt
1 💧 Zeder
1 💧 Balsamtanne

Mehrmals täglich auf die Unterarme auftragen.

KIEFEREINREIBUNG

Der stärkste Muskel unseres Körpers, der Kaumuskel, erfährt fast nie besondere Zuwendung – mit dieser Mischung kann der ganze Kopf freier werden.

1 EL Johanniskrautöl
1 💧 Römische Kamille
1 💧 Melisse 10 %
1 💧 Neroli 10 %

Sanft auf die Wangenknochen und den Kaumuskel (äußerlich) auftragen und einmassieren.

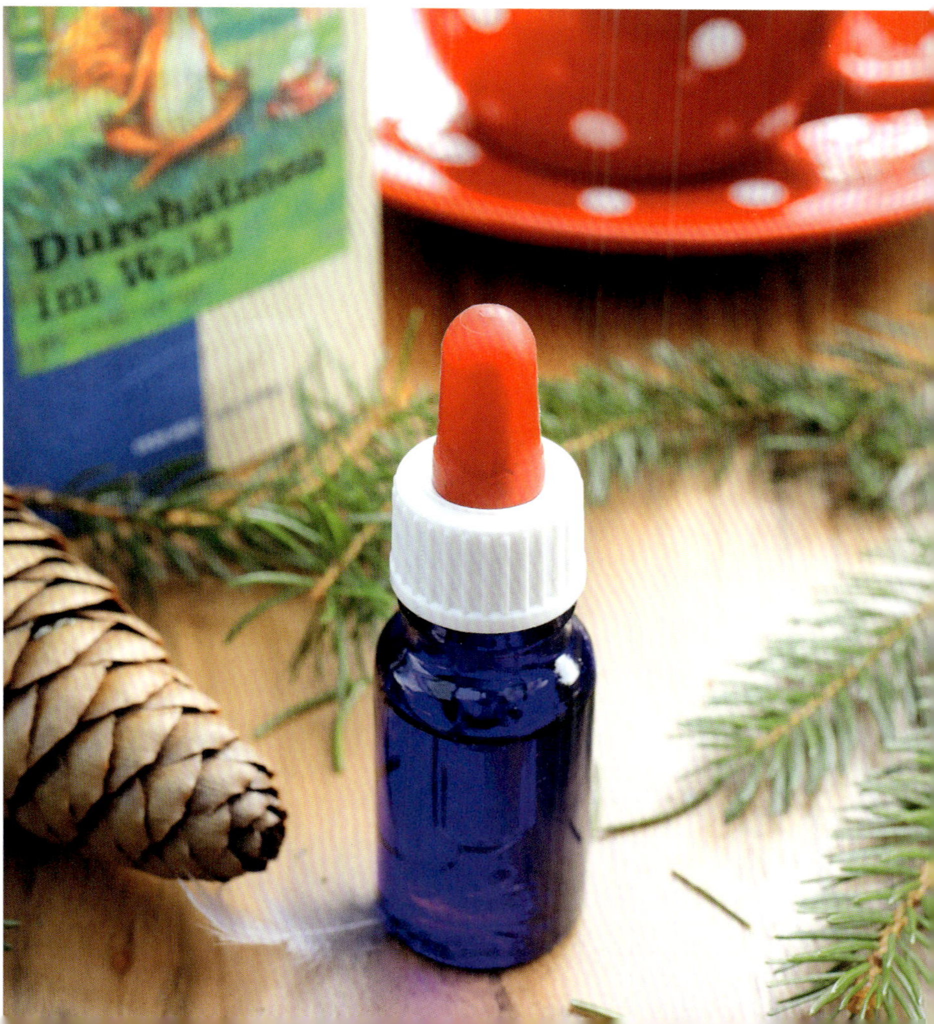

Nadelöle helfen uns beim Durchhalten in schwierigen Situationen.

NASENÖL „DURCHATMEN"

Tief durchzuatmen hilft Spannungen abzubauen, die bessere Sauerstoffzufuhr belebt zudem alle Zellen und wir finden besser zu uns.

10 ml Kokosöl
1 💧 Angelikawurzel
1 💧 Fichtennadel
1 💧 Myrte

1–2 Tropfen der Mischung rund um die Nase und am Naseneingang auftragen, wenn der Atem stockt.

ROLL-ON „RUHEPOL"

Es kann enorm hilfreich sein, einfach mal etwas Stille zu genießen, das Geplapper im Kopf loszuwerden, dazu eine nur selten erfahrene Ruhe zu spüren.

10 ml Jojobaöl
2 💧 Bergamottminze
2 💧 Mandarine oder Grapefruit
1 💧 Römische Kamille
1 💧 Kardamom

Alle Zutaten mischen und z. B. bei hohem Leistungsdruck auf die Pulse auftragen.

GRUNDMISCHUNG „HAPPY KUNTERBUNT"

Diesen fröhlich duftenden Mix erfanden wir für Sprühfläschchen aus Buntglas, er verströmt eine gut gelaunte Regenbogen-Energie.

5 ml Grapefruit
5–7 💧 Vanille Extrakt
2 💧 Römische Kamille
1 💧 Gewürznelkenknospe

Kamille, Gewürznelke und Vanille in das Grapefruitöl geben. Da diese Mischung eine Grundmischung ist, kann sie für viele Anwendungen verwendet werden, z. B. 20 Tropfen davon in 30 ml Alkohol (70 %) als stimmungsaufhellendes Naturparfum.

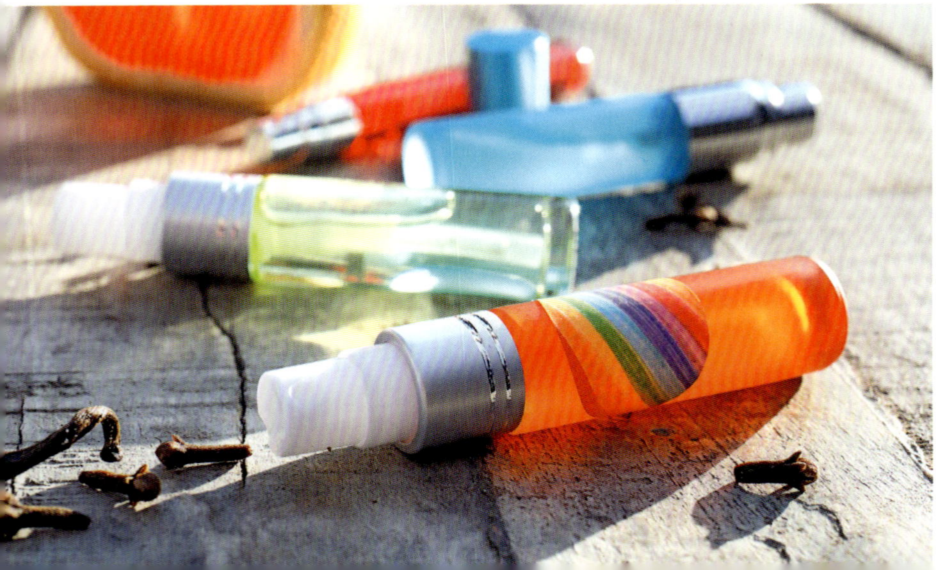

Feine Düfte erfreuen unsere Seele – wie der Anblick eines Regenbogens.

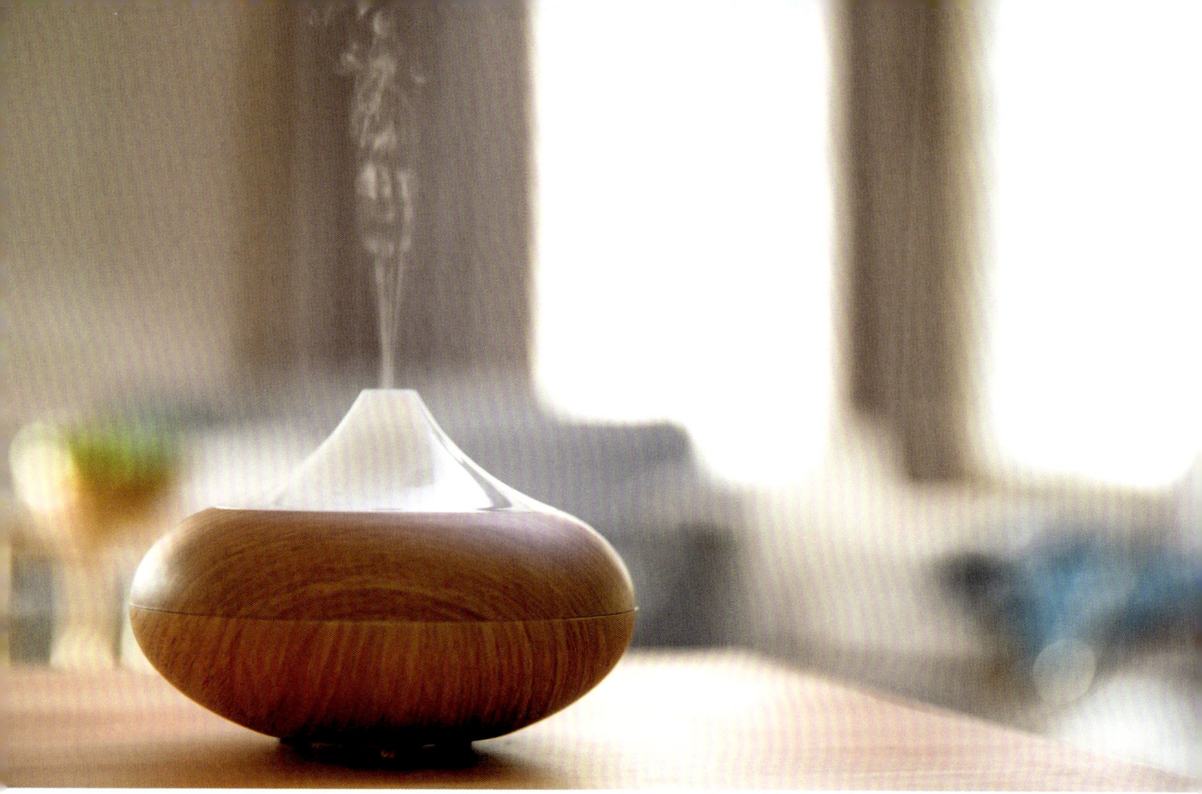

Nervosität und Unruhe

Wie wir bereits gesehen haben, ist unser vegetatives Nervensystem mit zwei völlig gegensätzlichen Anteilen ausgestattet: dem für Ruhe und Regeneration zuständigen Nervus vagus (Parasympathicus) und dem Sympathicus, der bei Stress- und Gefahrensituationen das Regime übernimmt.

Der eine Anteil regiert vom Nervus vagus (Parasympathicus), fördert also Erholung und Genuss sowie alle körperlichen Vorgänge, die damit verbunden sind.

Wir moderne Menschen hetzen jedoch zu oft und zu lange im hochaktivierten Sympathicus-System umher, wir müssen leistungsfähig und alert sein, wir rennen sozusagen im konstanten Fluchtmodus. Dieses uralte Programm, das uns Kraft zum Wegrennen und Kämpfen sichern sollte, hindert uns am Abschalten. Selbst nachts will der regenerierende parasympathische Anteil sich nicht mehr richtig einschalten. Mit Naturdüften jedoch, die Ester enthalten, können wir diesem vernachlässigten Nervensystem-Anteil wieder auf die Sprünge helfen (mehr dazu: Seite 26).

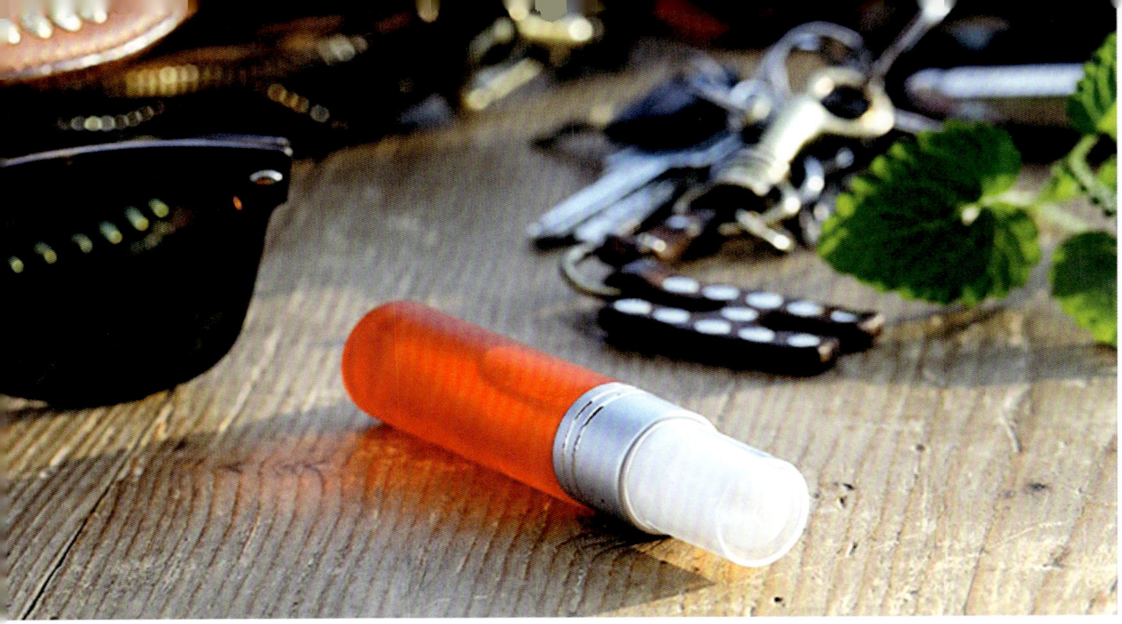

Kleine Sprühfläschchen haben in jeder Handtasche Platz.

RELAX-TO-GO-SPRAY

Diese Anwendung kann als schnelle, überall einzusetzende Unterstützung helfen, schwierige Situationen souveräner zu meistern.

20 ml Melissenhydrolat
10 ml Nerolihydrolat

Optional 1 Tropfen Melisse 10 % in die Mischung geben. Vor jeder Anwendung gut schütteln, da sich das ätherische Öl nicht dauerhaft mit den Hydrolaten verbinden kann.

RIECHSTIFT „SCHWESTER ESTER“

Wie die liebevolle Umarmung einer netten Person kann dieser Duft die ängstliche Seele einhüllen, schützen und aufbauen.

2 💧 Bergamotte
2 💧 Mandarine
1 💧 Römische Kamille
1 💧 Benzoe Extrakt

In schwierigen Situationen alle paar Minuten tief inhalieren.

RIECHSTIFT „HERBE ENTSPANNUNG“

Wem die bekanntesten Beruhigungsöle zu süß und zu blumig sind, der wird an diesem fast männlichen Duft seine helle Freude haben.

2 💧 Fichtennadel
2 💧 Petit Grain
2 💧 Bergamotte

In schwierigen Situationen alle paar Minuten tief inhalieren.

PULSÖL „BLUMIGE GELASSENHEIT“

Ein Blumenstrauß an den Handgelenken (oder Fußgelenken) kann eine wohltuend beruhigende Wirkung auf den ganzen Körper ausüben.

10 ml Jojobaöl
2 💧 Neroli 10 %
1 💧 Tuberose Absolue
1 💧 Champaca Absolue

Vor angespannten Situationen einige Tropfen auf den Unterarmen verreiben.

Angst (vor neuen Herausforderungen)

Das Wort Angst hat seinen Ursprung im indogermanischen *anghu*, „beengend", und hat sich über das althochdeutsche *angust*, welches verwandt ist mit dem lateinischen Begriff *angustus* bzw. *angustia* für Enge, Beengung, Bedrängnis, entwickelt.

In Zeiten, die geprägt sind von Angst, kann diese sogar ansteckend wirken, das ist ein uralter Mechanismus zur Erhaltung der Spezies. Wenn das „Obertier" Angstreaktionen zeigt, rennen die rangniederen Tiere hinterher. Wenn eine Person einen Einkaufswagen voller Toilettenpapier und Nudeln einkauft, signalisiert uns dieses Verhalten Ähnliches.

Angstlösende Inhaltsstoffe ätherischer Öle

Bei angstbesetzten Gefühlen können ätherische Öle hilfreiche Begleiter sein. Wie bereits beschrieben, haben Gerüche einen direkten Draht zum limbischen System, dort werden Gerüche „gespeichert", Erinnerungen „aufbewahrt", und in den unterschiedlichen „Abteilungen" wie beispielsweise dem Hypothalamus, der Amygdala oder dem Locus caeruleus unterschiedlichste Botenstoffe freigesetzt. Diese Botenstoffe, wie z. B. Serotonin, Encephalin oder Adrenalin, üben einen direkten Einfluss auf unsere Emotionen aus (Seite 10).

Wir können also mit ätherischen Ölen unser angespanntes Nervensystem beruhigen. Denn etliche Inhaltsstoffe der meisten ätherischen Öle können unsere Neurotransmitter erreichen, diese „herunterfahren", uns zu einem etwas „dickeren Fell" verhelfen.

Mit Monoterpenolen und Monoterpen-Estern als wesentlichen Inhaltsstoffen sind ätherische Öle aus der Psycho-Aromatherapie nicht wegzudenken: Sie wirken angstlindernd, krampflösend und beruhigend. Bestens und in zahlreichen klinischen Studien erforscht sind die krampflösend und stimmungsaufhellend wirkenden Hauptinhaltsstoffe Linalool und Linalylacetat.

Eine Prise Stickstoff oder ein Hauch Buttersäureverbindungen in vielen Riechmolekülen machen ätherische Öle zu idealen „Koalitionspartnern" mit unseren körpereigenen Signalmolekülen, denn diese reagieren auf bestimmte Stickstoffverbindungen. Darum können bestimmte „Anti-Ängste-Anwendungen" auf sehr verblüffende Weise überzeugen.

GÖNNEN WIR UNS EINEN STÄRKUNGS-DUFT!

Wer einen Tropfen Römische Kamille auf das Zellstoffröllchen eines selbst befüllbaren Riechstiftes gibt und 1–2 Minuten damit inhaliert, verspürt oft auch recht schnell ein Loslassen der beängstigenden Enge. Idealerweise ergänzt man mit 3–4 Tropfen des ähnlich entspannenden, wunderbar fruchtigen Grapefruitöls. Aus diesen emotionalen Gründen – und auch, um unsere Körperabwehr sanft an ihre Aufgaben zu erinnern.

Unsere Neurotransmitter dürsten in schlechten Zeiten geradezu nach dieser Unterstützung, unsere „Antenne Nase" hilft uns dabei, den stärkenden Weg einzuschlagen.

INHALIEREN VON ROSENHYDROLAT HILFT BEI ANGST

In einem der Urheimatländer der Rosendestillation, dem Iran, wurde bei 46 Patienten mit Nierenversagen untersucht, wie sich Rosenhydrolat auf deren Ängste auswirkt. Die Hälfte der Betroffenen atmete vier Wochen lang vor dem Schlafengehen 15–20 Minuten Rosenhydrolat ein. Dies führte zu einer signifikanten Verminderung sowohl der „Angst als Zustand" (in diesem Moment: STATE) als auch der „Angst als Wesenszug" (im Allgemeinen: TRAIT) im Vergleich zur Kontrollgruppe.

ALLGEMEIN BEI ANGST: „SEELENWASSER NEROLIHYDROLAT"

Eine tolle Alternative zum kostspieligen ätherischen Neroliöl, z. B. vor chirurgischen Eingriffen, als Körperspray, Raumspray, in der Duftlampe oder als Kompresse.

GRUNDMISCHUNG „ZEIT FÜR GELASSENHEIT"

Besondere Moleküle in Magnolie und Myrte sorgen mit dem fröhlichen Grapefruitöl und dem einhüllenden Vanilleduft für angstfreie Momente.

5 ml Grapefruit
10 💧 Vanilleextrakt
4 💧 Myrte Anden
2 💧 Magnolienblüte

„ANGSTFREI" BEIM (ZAHN)ARZT

Die angstmindernde Wirkung von Orangen- und Lavendelduft im Wartezimmer des Zahnarztes konnte in zwei Studien gezeigt werden.

15 💧 Blutorange
3 💧 Römische Kamille
4 💧 Lavendel

5 Tropfen der Mischung in den Vernebler oder 1–2 Tropfen auf eine Kompresse zum Riechen geben.

ANGST VOR OPERATIVEN EINGRIFFEN

Wer hat keine Ängste vor einer Operation? Beruhigende Naturdüfte stimmen Körper und Seele bereits vorab auf den Eingriff ein.

1 💧 Lavendel oder Römische Kamille

Auf ein Taschentuch oder auf ein Stück Gaze geben und als Trockeninhalation anbieten, also tief daran schnuppern lassen. Kinder bekommen einen Tropfen Mandarinenöl aufs Öläppchen. Es können auch Figuren aus Filz beduftet werden.

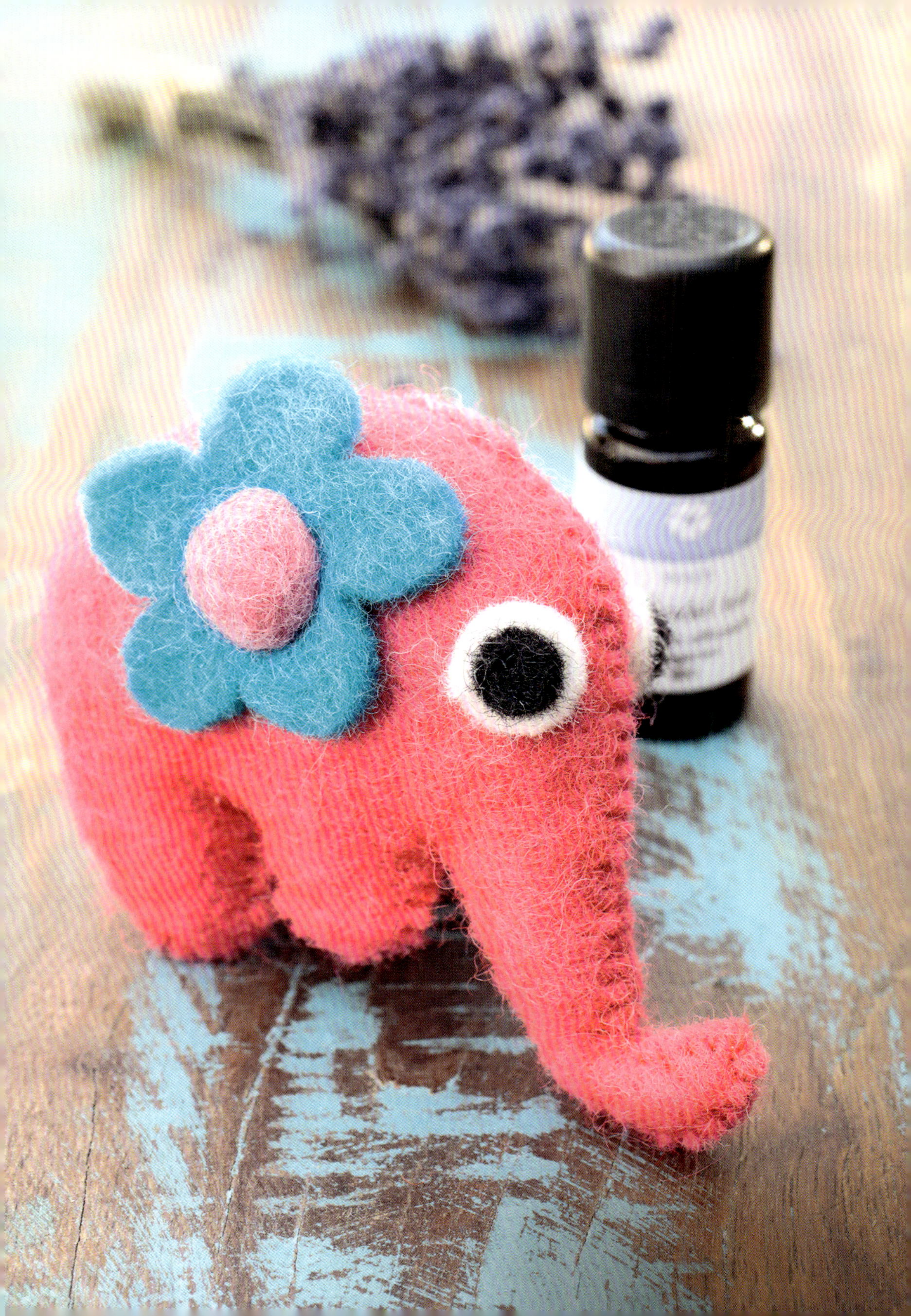

RIECHSTIFT „FREIHEIT ÜBER DEN WOLKEN" (BEI FLUGANGST)

Wer schon beim Anblick eines Flugzeuges beengende Gefühle in der Brust bekommt, kann mit diesen lösend wirkenden Düften etwas Gelassenheit tanken.

2 Bergamottminze
1 Neroli
1 Zeder
1 Bergamotte
2 Zitrone
1 Pfefferminze

Zitrone und Pfefferminze helfen zusätzlich bei Übelkeit. Bereits 1–2 Stunden vor der Reise möglichst häufig bzw. alle 15 Minuten einige Atemzüge lang tief inhalieren.

GRUNDMISCHUNG ORANGENBAUM

Der Mix aus Orangenbaum-Ölen duftet fein und hilft bei Anspannungen: Orangenschale, Orangenblätter, unreife Früchtchen sowie die Blüten (Neroli).

4 ml Orangenöl (alternativ Bitterorange oder Blutorange)
20 Petit Grain
3–5 Neroli

Da es sich hier um eine Grundmischung handelt, kann sie für viele Anwendungen verwendet werden, z. B. 20 Tropfen davon in 30 ml Alkohol (70 %) als stimmungsaufhellendes Naturparfum. Sie eignet sich aber auch für ein fröhliches Buntglas-Sprühfläschchen.

ROLL-ON „HILFE BEI PRÜFUNGSANGST"

Alles gelernt und plötzlich Blackout? Kein Grund zum Schämen! Mit diesem stärkenden Mix aktivieren wir mehr das Denk-Hirn als seine Angstwindungen.

1 Zeder
3 Orange
1 Zypresse
2 Bergamottminze

Etwa eine Stunde vor der Prüfung auf die Pulse auftragen.

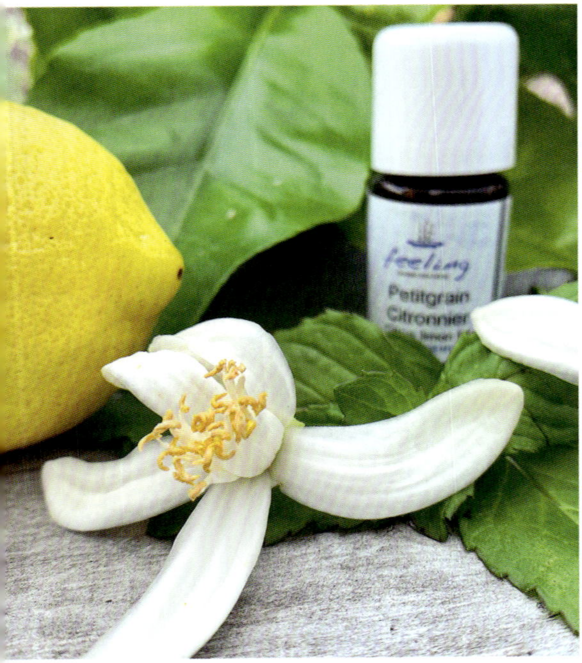

Der Zitronenbaum schenkt uns zwei Öle zur Angstlinderung: aus Früchten und aus Blättern.

Resilienz

Unsere moderne Lebensweise sorgt seit Jahrzehnten für permanenten Stress – zunehmend und jedes Jahr ein bisschen mehr. Doch für solche Dauerbelastung ist unser Nervensystem nicht wirklich gut ausgelegt. Atemübungen eignen sich gut, um Stress abzubauen – ätherische Öle können uns dabei unterstützen.

Stress. Seien es die überfüllten Straßen und Züge am Morgen, der dauernde Zeitdruck, der motzige Kollege, die genervte Verkäuferin, die überforderten Kinder. Stapel von unbeantworteten E-Mails, Menschen, die ständig etwas von einem wollen. Zeitdruck.

Unsere Regenerationsmechanismen sind aber auf Ruhepausen angewiesen. Überschießendes Adrenalin (und andere hilfreiche Stressmoleküle) muss die Gelegenheit bekommen, sich auch wieder abzubauen. Wenn Menschen sich aufregen, bekommen sie manchmal zu hören: „Halt einfach mal die Luft an“, oder: „Zähl doch mal bis 10“ – diese Redensarten sind gar nicht so verkehrt, um emotional wieder auf den Boden zu kommen. Danach lässt sich häufig die entsprechende Situation wesentlich ruhiger klären.

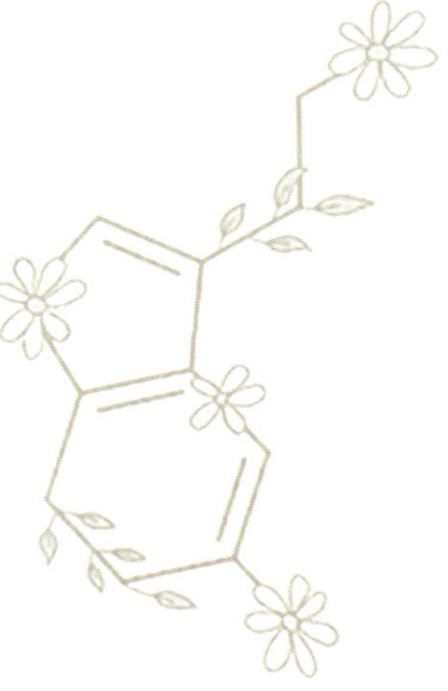

„ALI-to-go“

Atemübungen sind geeignet, zukünftigem Stress gelassener zu begegnen. Eine einfache Atem- und Achtsamkeitsübung ist „ALI-to-go“, laut der Infoseite Netzwerk Achtsame Wirtschaft ist sie die „Zauberformel für unseren Arbeitsalltag“ und bedeutet soviel wie ATMEN–LÄCHELN–INNEHALTEN. Da diese Übung wirklich in fast jeder Situation durchgeführt werden kann, finden wir sie total praktisch, um quasi „to go“ dem Stress immer wieder die Stirn zu bieten.

Viele ätherische Öle können unsere Stressresilienz fördern. 4–5 Tropfen Ihres Lieblingsduftes auf das Zellstoffröllchen eines Riechstiftes träufeln. Bewusst drei Mal tief ein- und ausatmen, lächeln und einen Moment innehalten – so unterstützen Sie ALI-to-go!

RESILIENZ

Resilienz (von lateinisch *resilire*, zurückspringen, abprallen), auch Anpassungsfähigkeit, ist der Prozess, in dem Personen auf Probleme wie z. B. Stress und Veränderungen mit Anpassung ihres Verhaltens reagieren.

WIE BEWÄLTIGEN WIR STRESS?

Nicht Stress selbst löst Krankheiten aus, entscheidend ist die Art, wie wir ihn bewältigen. Die Persönlichkeit, die Form der Stressbewältigung und der Typ scheinen von größter Bedeutung zu sein:

- **TYP 1** Reagiert mit Hilflosigkeit und Depression, was zu einer erhöhten Ausschüttung von Cortisol führt und die Immunabwehr stark herabsetzt.
- **TYP 2** Reagiert mit Ärger und Aggression. Dies schlägt sich eher in Herz- und Kreislauferkrankungen nieder. Die Psychoneuroimmunologie (PNI) weiß: Gefühle können glücklich oder krank machen.

ROLL-ON „TEFLONSCHICHT“

Bewundernswert sind Menschen, an denen Ärger und Stress einfach abprallen. Andere behelfen sich zur Abgrenzung mit der „reinigenden“ Kraft des Wacholders.

10 ml Jojobaöl
2 Tropfen Wacholderbeere
2 Tropfen Zedratzitrone

Nach unschönen Begegnungen und stressigen Momenten einige Tropfen auf die Unterarme reiben.

ROLL-ON „DICKERES FELL“

Die 68er-Generation wählte Patchouliduft, um sich das Establishment „vom Hals zu halten“. Uns hilft er auch, ungute Energien zum Verduften zu bringen.

10 ml Jojobaöl (oder 1:1 Pflaumenkernöl)
1 Tropfen Patchouli
1 Tropfen Lavendel oder Monarde
3–5 Tropfen Vanille Extrakt

Vor angespannten Situationen einige Tropfen auf die Unterarme reiben.

PULSÖL BEI STARKER UNRUHE

Diese Kombination kann wahre Wunder wirken, wenn wir bei bestimmten Begegnungen und Begebenheiten immer wieder von Herzrasen heimgesucht werden.

5 ml Jojobaöl
2 Tropfen Sandelholz
2 Tropfen Iris 1 %
1 Tropfen Benzoe Extrakt

Vor angespannten Situationen einige Tropfen auf die Unterarme reiben.

RIECHSTIFT „BLEIB ZENTRIERT“

Ein herausforderndes Leben kann uns umwehen und aus unserer Mitte schleudern. Der Duft der Rose bringt uns in unsere innerste Heimat zurück.

3 Tropfen Orange
1 Tropfen Rosen Absolue
1 Tropfen Karottensamenöl

In schwierigen Situationen alle paar Minuten tief inhalieren.

ROLL-ON „SEELENFUTTER“

Kalorienfrei die Seele nähren? Ja, denn die gleichen Happy-Stoffe fluten unser System beim Schnuppern „leckerer“ Düfte, die mit Essen assoziiert werden.

10 ml Jojobaöl
5 💧 Vanille Extrakt
2 💧 Tonka Extrakt
2 💧 Kakao Extrakt (optional)
1 💧 Zitronenmyrte

Bei Verstimmungen 1x pro Stunde auf die Pulse auftragen.

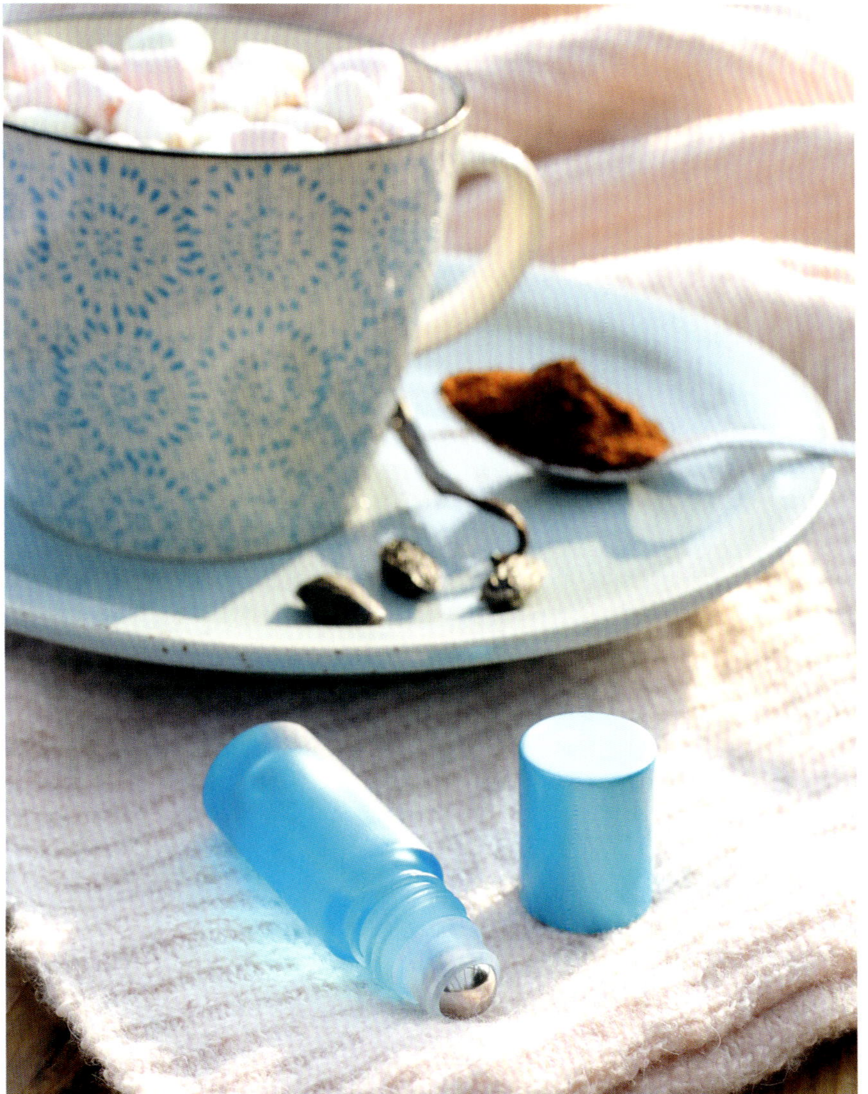

Bei Stress: Zuckerkonsum reduzieren und stattdessen süß duftende Mischungen genießen.

Waldbaden – wohltuende Duftmoleküle einatmen

Die positiven Effekte auf die Gesundheit durch das Einatmen von flüchtigen Duftmolekülen, wie sie im Wald vorkommen (VOCs – sogenannte „Volatile Organic Compounds“ – wie Limonen und Pinen), werden durch zahlreiche Studien immer besser belegbar.

Inzwischen gibt es unzählige wissenschaftliche Arbeiten zum in Japan äußerst beliebten „Shinrin yoku“ (Waldbaden). So ließ sich die stressreduzierende Wirkung der Waldluft belegen: Probanden spazierten an zwei aufeinanderfolgenden Tagen jeweils 2,5 km durch bewaldetes Gebiet. Die Aktivität ihrer natürlichen Killerzellen (spezielle Lymphozyten des Immunsystems) war erhöht. Dieser gesundheitsfördernde Effekt dauerte noch gut sieben Tage nach dem Verweilen in der terpenreichen Luft an. Auch die Reduktion der Stresshormone Adrenalin und Noradrenalin (Epinephrin und Norepinephrin) wurde nachgewiesen.

Aktuelle Forschungen

In einer neuen italienischen Arbeit wurden die antioxidativen und entzündungshemmenden Effekte auf die Atemwege bestätigt. Die pharmakologische Aktivität einiger Terpene, die durch Inhalation aufgenommen werden, kann auch die Gehirnfunktionen fördern, indem sie die geistige Ermüdung verringert, Entspannung herbeiführt und die kognitiven Fähigkeiten verbessert. Auch eine deutliche Verbesserung der Stimmung wurde belegt.

Die vorteilhaften psychologischen und physiologischen Auswirkungen eines Waldbesuchs können allerdings nicht allein der Inhalation von VOCs zugeschrieben werden, sondern sind auch der ganzheitlichen Stimulation der fünf Sinne zuzuschreiben. Alle spezifischen Merkmale der natürlichen Umgebung tragen also dazu bei, wobei die visuelle Komponente vermutlich eine ebenso entscheidende Rolle für diesen Effekt spielt wie das Einatmen von Terpenen.

Diese Erkenntnisse können weitreichende Auswirkungen auf das individuelle Wohlbefinden, auf die öffentliche Gesundheit und auch auf die Gestaltung bestimmter Landschaftsgebiete ergeben.

Ein Raumspray bringt die relevanten Waldduft-Moleküle ins Haus.

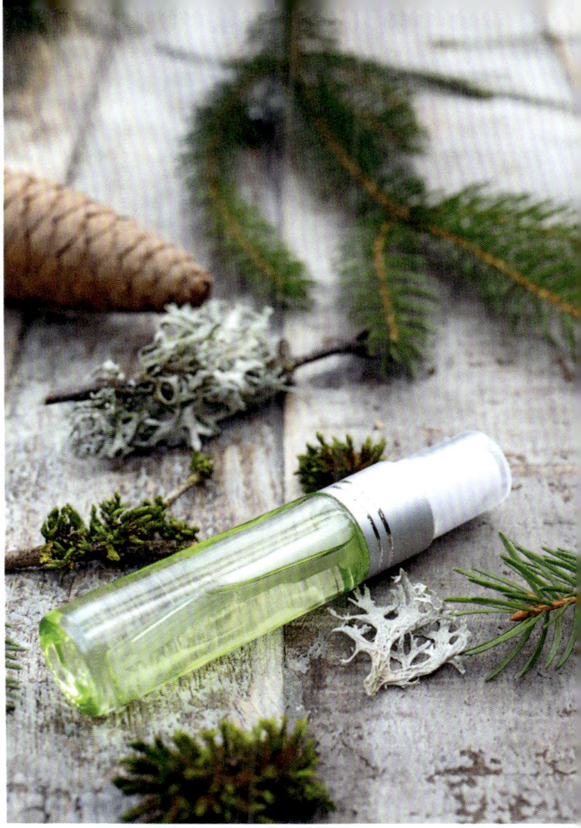

RAUMSPRAY „WALDSPAZIERGANG"

Nicht jeder hat einen Wald in der Nähe, doch mit diesem Spray können wir uns immerhin gesundheitsfördernde Terpene in die häusliche Umgebung holen.

30 ml Weißtannenhydrolat
20 ml Wodka (oder Weizenkorn)
10 💧 Grapefruit
5 💧 Weißtanne
5 💧 Fichte
5 💧 Douglasie

Insbesondere wenn „dicke Luft" zu Verspannungen und schlechter Laune führt, nach Bedarf einige Sprühstöße in die Luft des Raumes sprühen.

RAUMSPRAY „KRAFTVOLL DURCHATMEN"

Ein waldiger Raumduft kann an schöne Urlaubstage und an Waldspaziergänge erinnern, zudem fördert er ein tiefes Durchatmen und damit das Loslassen.

50 ml Wodka (oder Weizenkorn)
8 💧 Zitrone
4 💧 Ravintsara
4 💧 Zirbelkiefer
4 💧 Douglasie
4 💧 Zeder

Insbesondere in Zeiten seelischer Belastung und in der kalten Jahreszeit nach Bedarf einige Sprühstöße in die Luft des Raumes geben.

RAUMSPRAY „WALDRUHE"

Wenn in unserem „Wohnzimmer-Wald" noch etwas Weihnachtsduft mitschwingt, kann unsere Seele ihr kindlich unbeschwertes Potenzial besser anzapfen.

50 ml Weißtannenhydrolat
4 💧 Mandarine
4 💧 Tonka Extrakt
3 💧 Fichtennadel
2 💧 Douglasie

EXTRA-TIPP: MULTITALENTE FÜR DIE KALTE JAHRESZEIT

In den Wintermonaten sorgen Zitrus- und Nadelbaumöle für ein gutes Raumklima und verringern zudem die Keime in der Raumluft.

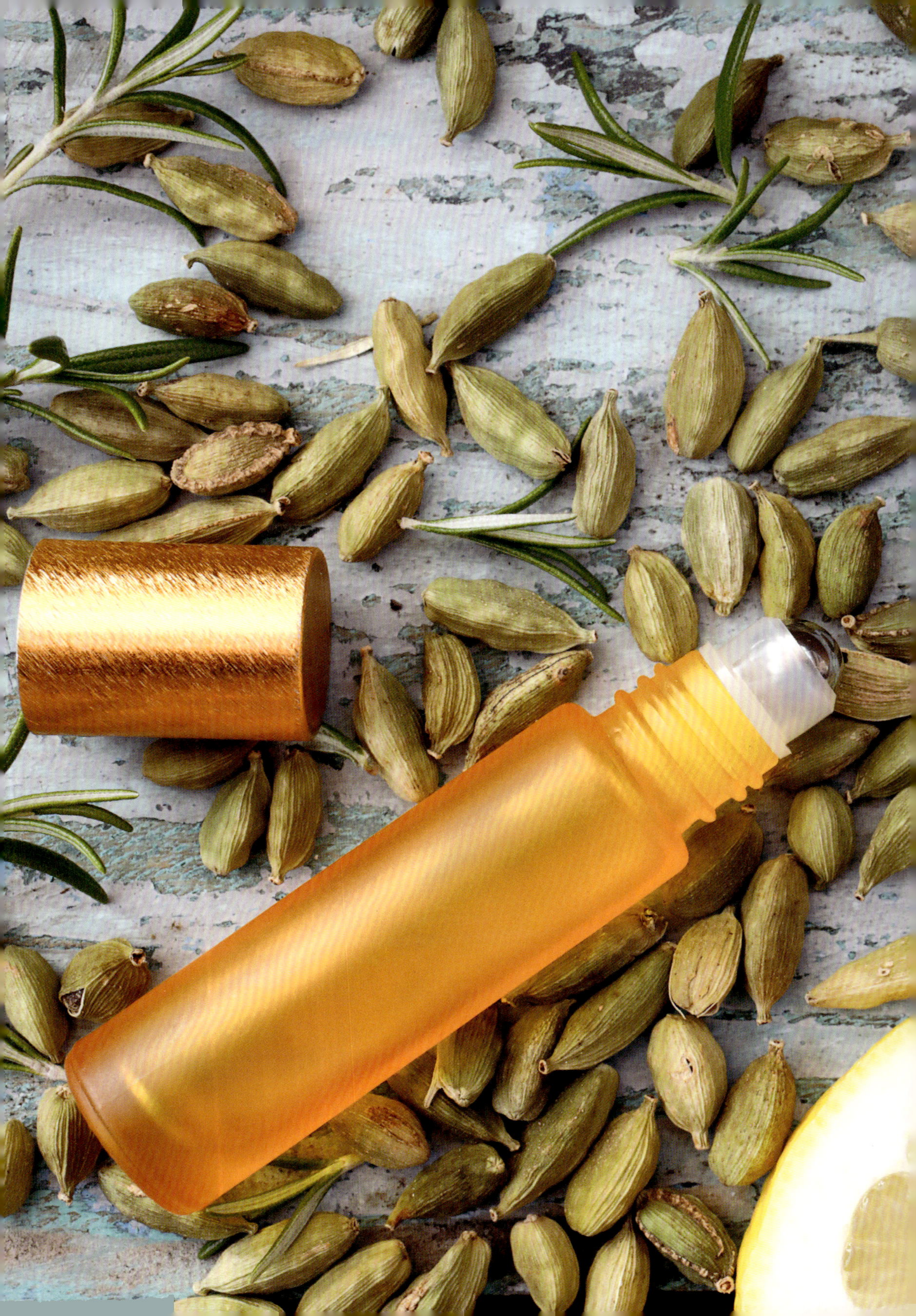

Den Tag überstehen – ausgeglichen im Hier und Jetzt

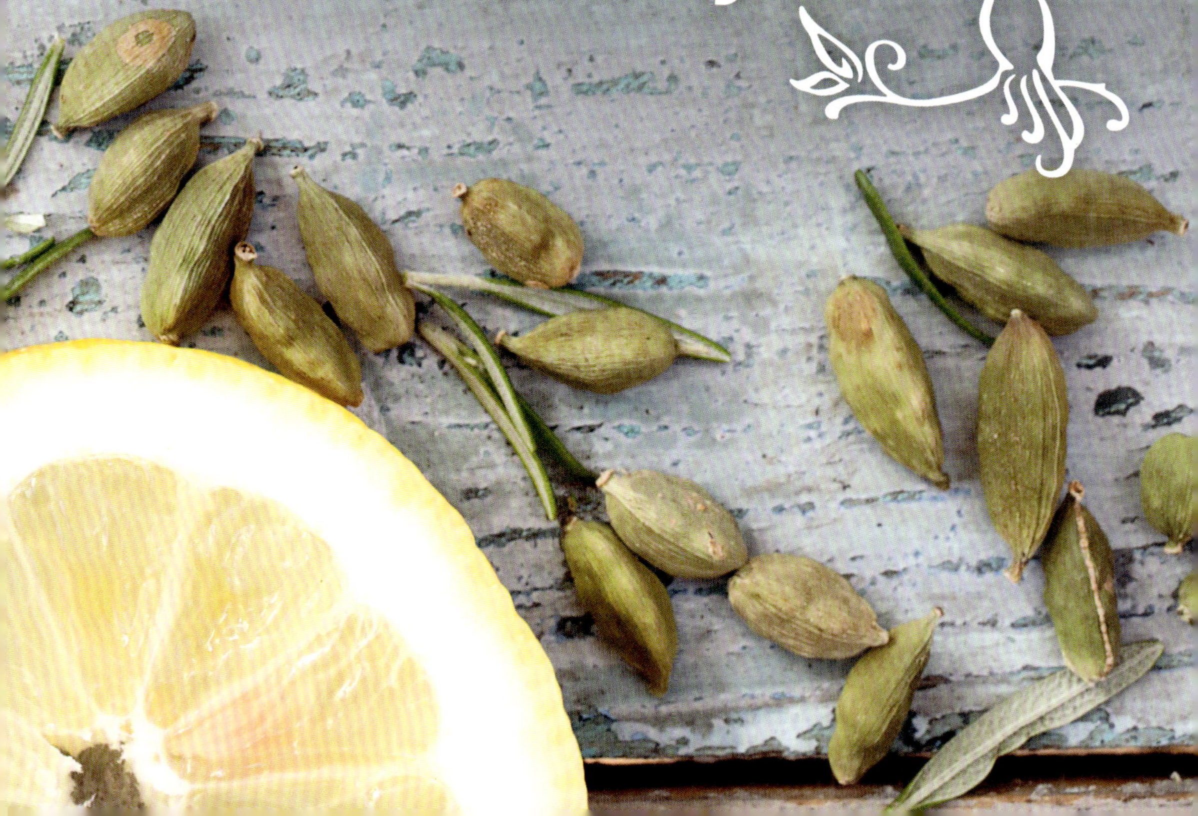

Wenn es uns an Konzentration fehlt

Wem geht es nicht manchmal so: tagsüber angespannt, doch nicht immer konzentriert die Tagesaufgaben schaffend; nachts hundemüde und dann trotzdem wieder hellwach? Dennoch werden von uns allen – Groß und Klein – die gleichen guten Leistungen wie zu normalen Zeiten erwartet.

Eigentlich ein starker Widerspruch! Bei Konzentrationsstörungen ist es nicht möglich, die Gedanken auf eine bestimmte Tätigkeit zu bündeln oder zu fokussieren. Manche Menschen lassen sich leicht ablenken und finden nur schwer zur eigentlichen Aufgabe zurück. Andere treibt eine innere Hast und Unruhe, sodass sie ihre Gedanken nicht bündeln können, um Dinge zielgerichtet zu erledigen. Wieder andere legen ein sehr langsames Arbeiten an den Tag und trödeln herum. So unterschiedlich die Symptome, so differenziert sollte auch die Auswahl ätherischer Öle sein. Brauchen die sehr unruhigen Menschen eher die erdenden, stabilisierenden Düfte, benötigen die langsamen Personen aufrichtende, fokussierende ätherische Öle. Das gleiche gilt übrigens auch für Kinder und Erwachsene mit Hyperaktivität.

Stärkung für die grauen Zellen

In Situationen, in denen uns starke Gedächtnisleistungen abverlangt werden, vermögen einige ätherische Öle unsere grauen Zellen zu unterstützen. So haben britische Forscher herausgefunden, dass das Einatmen sowohl von ätherischem Rosmarinöl als auch von Salbeiöl Wachheit, Erinnerungsvermögen und Gedächtnisleistungen bei gesunden Menschen signifikant steigern kann – und der gute alte Pfefferminztee das Langzeitgedächtnis verbessert. Eucalyptol, das wir in etlichen „medizinisch duftenden" Ölen wie Cajeput und Ravintsara finden, kann die geistige Klarheit positiv beeinflussen.

Auch die Zitrusschalen- und Nadelbaumöle unterstützen die Fähigkeit zur Konzentration, denn sie bringen fast jedem Menschen gute Laune und unterstützen damit die Gemütslage sehr positiv. Diese Düfte putschen nicht auf, sie fokussieren die Aufmerksamkeit. Sie gehören zu den sogenannten Kopfnoten und verfliegen somit relativ schnell.

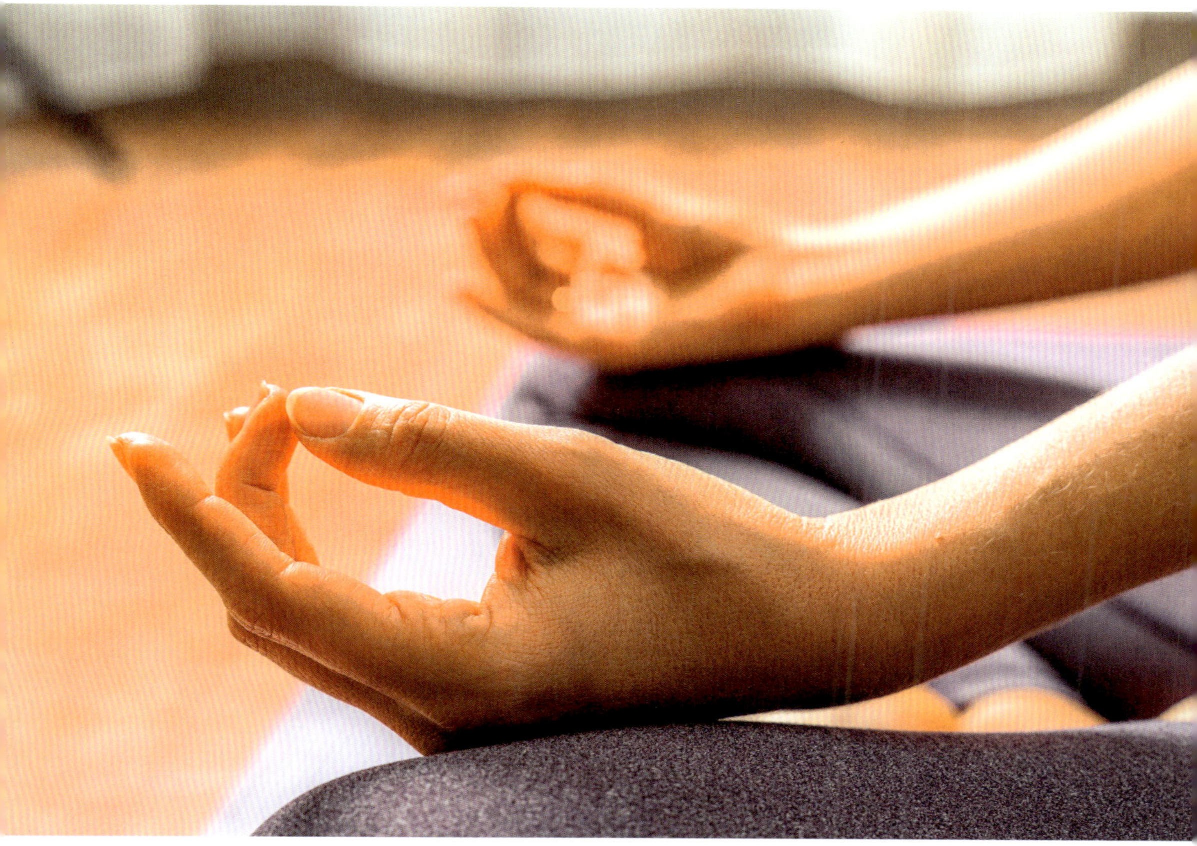

Achtsamkeitsübungen und entspannend wirksame Duftmoleküle unterstützen die Konzentration.

RAUMDUFT FÜR VERNEBLER UND DUFTLAMPE „KONZENTRATION“

Wenn das Gehirn einfach nicht richtig anspringen will, kann diese Duftkombination für den richtigen Kick-Start sorgen.

5 💧 Zitrone
2 💧 Rosmarin Ct. Cineol
2 💧 Lavandin

Vor Arbeit und Lernen in den Vernebler geben. Nicht abends anwenden!

RIECHSTIFT „FREIER KOPF 3-2-1“

Wenn wir einen nahenden Abgabetermin vor uns haben, können die grauen Zellen etwas Turbogeschwindigkeit gebrauchen.

3 💧 Pfefferminze
2 💧 Eucalyptus radiata
1 💧 Zitronenmyrte

Auf das Zellstoffröllchen des Inhalierstiftes oder auf ein Papiertaschentuch geben. Für Kinder ab 10 Jahren geeignet.

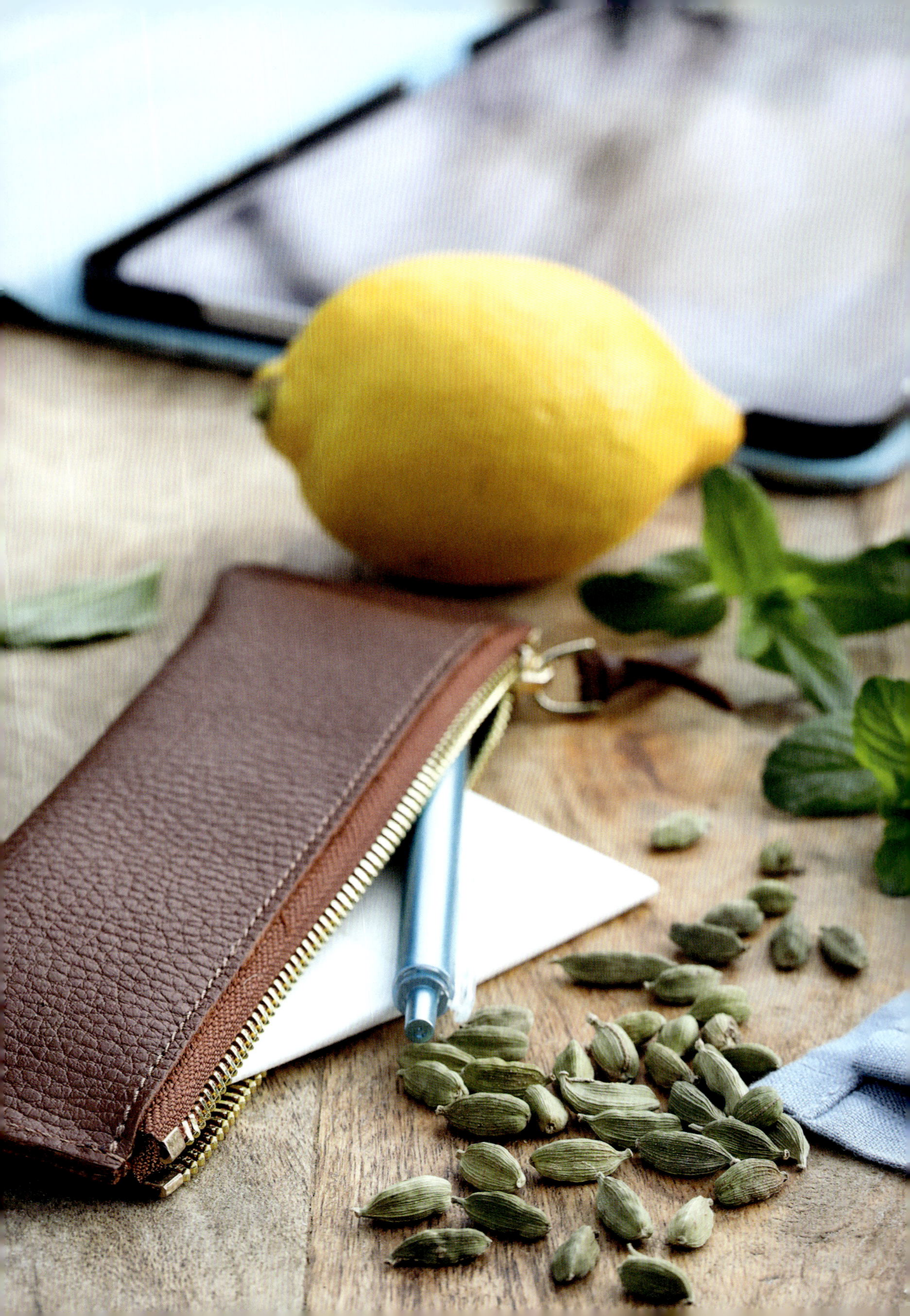

GRUNDMISCHUNG ZUM STABILISIEREN DER KONZENTRATION

Konditionierung leicht gemacht: Mit Düften lässt sich die Speicherkapazität unseres Gehirns erhöhen.

4 ml Zitrone (maximal ¾ Jahr nach Öffnen)
3 ml Petit Grain (die Sorte, die man mag)
1 ml Kardamom
1 ml Pfefferminze
1 ml Zypresse

Diese Mischung wird so angewandt, dass Kopplungsmechanismen im Gehirn aktiviert werden, ähnlich wie beim berühmten Pawlowschen Hund. Es ist sehr wichtig, sie nur beim Lernen/Vorbereiten für das betreffende Fach zu schnuppern, beispielsweise im Vernebler, auf einem Papiertaschentuch oder per Roll-on gut riechbar etwa auf die Handrücken aufgetragen. Dann einfach das Duftfläschchen in die Prüfungs- oder Bewerbungssituation mitnehmen und daran schnuppern. Am besten einige Tropfen auf ein Papiertaschentuch träufeln und dieses in die Brusttasche, in den BH oder in das Federmäppchen tun. Danach wieder weg damit, damit die Kopplung nicht verwischt wird. Von dieser Grundmischung nur jeweils wenige Tropfen verwenden!

ROLL-ON „TRÄUMER“

Die winzige Frucht des chinesischen Litseabaumes duftet wie abgeriebene Schalen von Zitronen, das ist die Garantie für einen tollen Frische-Kick.

10 ml Jojobaöl
3 💧 Litsea
1 💧 Lavandin
2 💧 Zitrone

Bei Bedarf an den Handgelenken über den Puls rollen.

ROLL-ON „WOLKENKRATZER“

Kommt es durch Unruhe und vermehrten Bewegungsdrang zu Konzentrationsstörungen, dann muss ganz schnell ein erdender Duft her.

10 ml Jojobaöl
4 💧 Mandarine
2 💧 Melisse 10 %
1 💧 Zeder

Bei Bedarf an den Handgelenken über den Puls rollen.

TYP TRÄUMER?

Fällt es Ihnen schwer, sich zu motivieren, sind Sie leicht ablenkbar oder Ihre Gedanken schweifen häufig verträumt ab? Dann benötigen Sie eher ätherische Öle, die sanft beleben und dabei Ihren Fokus lenken (wie Litsea, Zitrone, Rosmarin, Zypresse).

TYP WOLKENKRATZER?

Kommt der Konzentrationsmangel daher, dass Ihnen alles zu viel ist, Sie übermotiviert und eher „zappelig“ sind? Dann benötigen Sie Düfte, die erdend und stabilisierend wirken (wie Zeder, Sandelholz, Melisse, Vetiver).

Zitronenöl kann müde Menschen beleben und Hektiker in die Entspannung führen, Kardamom kann diesen Effekt unterstützen.

ADHS – Aufmerksamkeitsdefizite bei Kindern und Erwachsenen

Was heute als Krankheit gilt, könnte auch anders betrachtet werden: Vor Urzeiten sicherten die kreativen, stets reaktionsfreudigen Menschen das Überleben ihrer gemütlichen, trägen Mitmenschen. Anders- oder Besonders-Sein kann also als Talent betrachtet werden, das statt unterdrückt sorgsam begleitet werden sollte.

Inzwischen wurde viel geforscht, doch wirklich befriedigend sind die Ergebnisse nicht. „AD(H)S gilt weltweit als bestuntersuchte Störung in der Kinderpsychiatrie mit mittlerweile über 6000 Studien", ist in einer Schweizer Informationsbroschüre nachzulesen. Es handelt sich definitiv um eine genetische Belastung, die Gene arbeiten nicht so koordiniert, wie sie sollen. Es kommen weitere Faktoren hinzu, sie sind offenbar vielfältig: Die Umwelt, ein despotischer Erziehungsstil und auch Farbstoffe in der Nahrung können die entsprechende Veranlagung verschlimmern. Vermutlich steht auch zu wenig Noradrenalin im Nervensystem zur Verfügung, sodass Reize nicht adäquat verarbeitet werden können.

Dopaminmangel-Hypothese

Auch ein Mangel an Dopamin wird diskutiert, dem Signalstoff unseres Nervensystems, der unzählige Vorgänge im Körper steuert, insbesondere unser Motivations- und Belohnungssystem (Seite 116). Genauer gesagt liegt eine erhöhte Aktivität des Dopamin-Transporterproteins vor. Dieses pumpt das Dopamin aus dem Spalt zwischen zwei Nervenzellen (synaptischer Spalt) zurück in die Nervenzellen, sodass dieser relative Mangel am „Belohnungsbotenstoff" entsteht.

An genau dieser Stelle setzt das Bestseller-Medikament Methylphenidat an: Es blockiert dieses Protein, sodass mehr Dopamin im synaptischen Spalt verbleiben kann. Doch es hat nicht unerhebliche Nebenwirkungen, vor allem wenn es über einen längeren Zeitraum eingenommen wird. Eine recht neue Übersichtsarbeit spricht von „einer Anzahl an ernsthaften Nebenwirkungen und einer großen Anzahl von nicht ernsthaften Nebenwirkungen", sodass im Teenager-Alter der Wunsch entstehen kann, diese Droge abzusetzen.

Das Öl aus den stark duftenden Blüten des Muskatellersalbeis ist vor allem als „Frauenöl" bekannt geworden; neue Studien zeigen seine Wirkung bei Stresssymptomen.

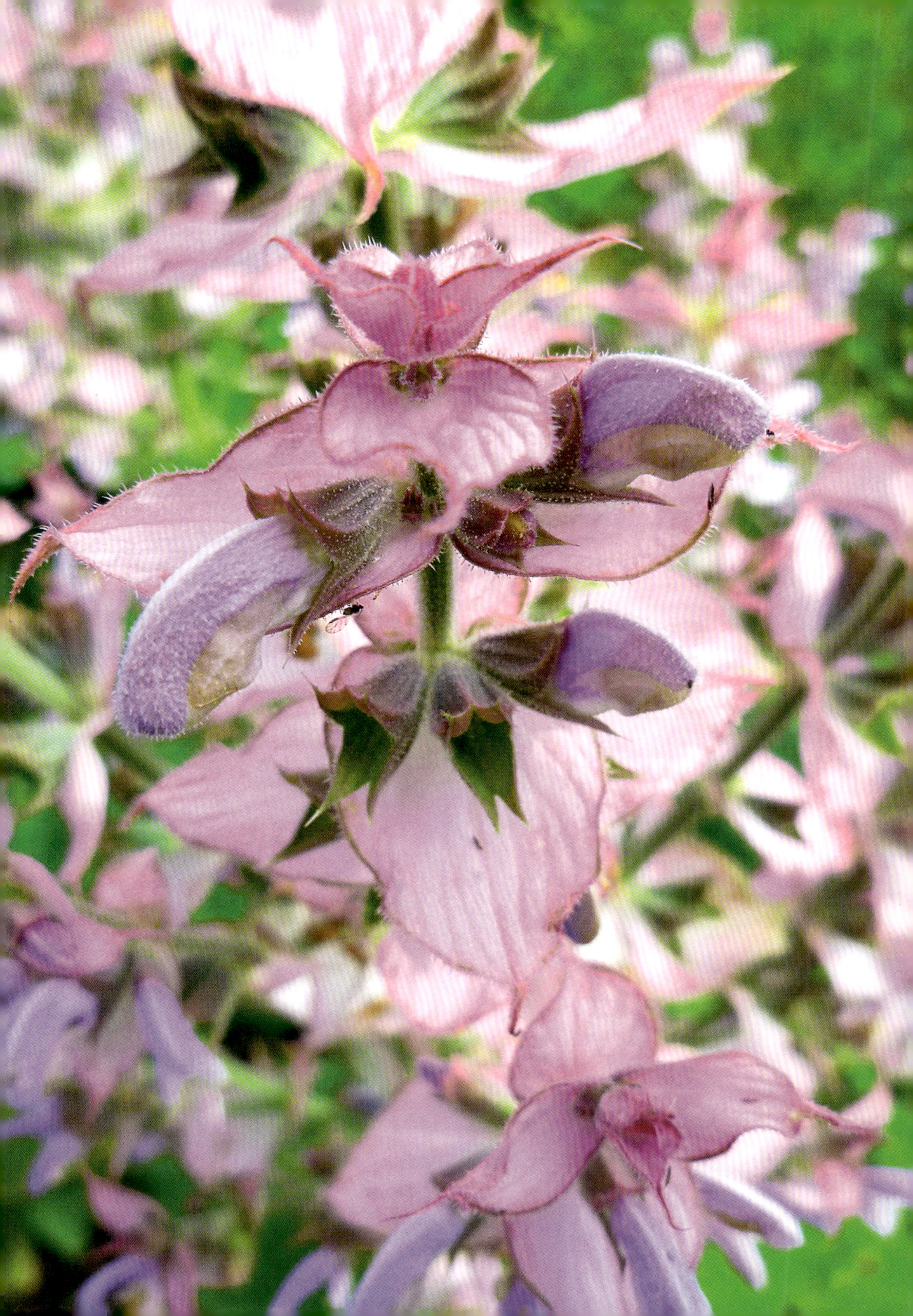

Ätherische Öle mit Signalstoffwirkung

Wie wäre es, wenn wir stattdessen die Eigenschaft der Signalwirkung vieler Ätherisch-Öl-Moleküle nutzen könnten, um unseren eigenen fehlgesteuerten Signalstoff Dopamin zu bändigen?

Da sich auf molekularer Ebene einige pflanzliche Signalstoffe und einige menschliche Botenstoffe gar nicht unähnlich sind, ist der menschliche Stoffwechsel mutmaßlich in der Lage, viele dieser pflanzlichen „Buchstaben“ (die zufällig auch noch wohlriechend sind, weil damit beispielsweise Bestäubungsinsekten „angesprochen“ werden), so umzubauen, dass für ihn nützliche Moleküle entstehen.

Ein Abbauprodukt des Dopamins heißt Homovanillinsäure, und damit sind wir schon beim ersten Naturduft: Vanille Extrakt (Grafik Seite 11).

Da ADHS meistens erst ab dem Schuleintrittsalter zum „Problem“ wird, sind 1%ige, äußerlich angewendete Verdünnungen dieser Öle für Schulkinder denkbar. Auch beeinflussen ätherische Öle, welche 1,8-Cineol und/oder Terpinen enthalten, unseren Dopaminhaushalt, beispielsweise Myrte und Kiefer. Die antidepressive und beruhigende Wirkung von Muskatellersalbeiöl wird durch einen Dopamin-Effekt erklärt.

Erfahrungsgemäß helfen auch Zitrusöle, welche einen winzigen Anteil an Methylanthranilat enthalten. Dieses Molekül besteht aus einer gebundenen Form der Anthranilsäure, die in unserem Gehirn vorkommt. Insbesondere sind Mandarinenschalenöl und Mandarinenblätteröl (Petit Grain Mandarinier) in diesem Zusammenhang bereits von vielen Eltern betroffener Kinder erfolgreich ausprobiert worden.

WEITERE NATURDÜFTE, DIE DEN DOPAMINHAUSHALT REGULIEREN HELFEN:

- Zimtblätter
- Gewürznelkenknospe
- Tulsi
- Piment
- Bay
- Muskatellersalbei
- Ingwer
- Virginiazeder

MELISSEN-DRINK (AB 3 JAHRE)

Bio-Melissenhydrolat (ohne Alkohol) eignet sich gut für Menschen mit ADHS, bevor man zu „härteren“ Mitteln wie Ritalin greift.

2 Esslöffel *Bio-Melissenhydrolat* in 1 Liter Wasser geben und im Laufe des Tages trinken lassen, über mehrere Wochen einsetzen. Das Getränk kann mit einigen Löffeln Orangen- oder Zitronensaft aufgepeppt werden. Auch gut bei regelmäßigen Albträumen, bei Anspannung und Überforderung.

Ab dem Schulkindalter kann ab und zu ein Sprühstoß direkt in den Mund gegeben werden (ohne die Öffnung des Sprühaufsatzes zu berühren, Vorsicht: Verkeimungs-Gefahr!).

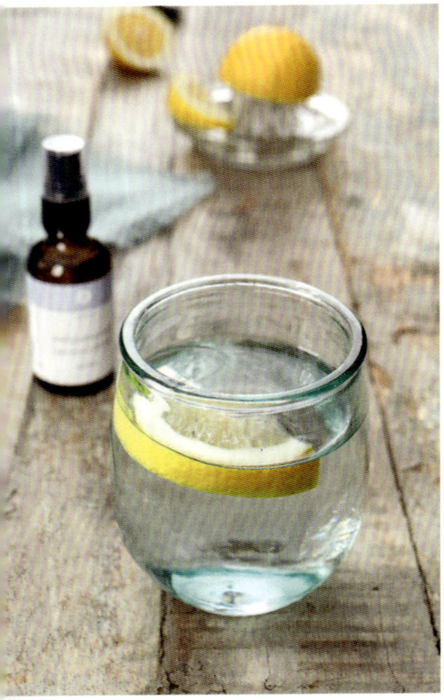

Melissenhydrolat hilft dem unruhigen Kopf und dem nervösen Darm.

RIECHSTIFT ZUM KONZENTRIEREN FÜR UNTERWEGS (AB 7 JAHRE)

Vorsorge ist die Mutter der Porzellankiste: Wenn die wacklige Konzentration rechtzeitig Stärkung erfährt, kann in der Prüfung nichts mehr schiefgehen.

4 Zitrone
2 Kardamom
1 Zitronenmyrte

Auf das Zellstoffröllchen eines Inhalierstiftes geben, einfüllen, schließen, insbesondere vor und in Prüfungssituationen anwenden. Vor Prüfungen langsam bis 10 zählen und dabei den Duft tief einatmen.

EINREIBUNG „ERDEND“ (AB 4 JAHRE)

Das Gedankenkarussell ausknipsen, wer braucht das nicht manchmal? Eine Prise von Vetiver, der tropischen Wurzel, macht es möglich.

50 ml Mandelöl oder Jojobaöl
5 Mandarine
5 Bergamottminze
1 Vetiver
1 Melisse (10%ig)

Gut in einer Braunglasflasche mischen und jeden Abend 1 knappen Teelöffel davon auf Rücken und Brust (Solarplexus) der Person, deren Gedanken zu oft abheben, mit ruhigen, sanft kreisenden Bewegungen einreiben (oder auch auf den Fußsohlen anwenden).

VERNEBLER-DUFT ZUM LOSLASSEN (AB 4 JAHRE)

Damit wir uns nicht in Träume oder Ideen verbeißen, sollten wir loslassen können. Dieser süß-würzige Mix wiegt unsere Glückshormone in der Hängematte.

5 Vanille Extrakt
3 Bergamottminze
1 Gewürznelkenknospe
1 Vetiver

Alles in ein 5-ml-Fläschchen mit Mandarinenschalenöl geben, gut durchmischen und circa 5 Tropfen dieser Mischung ins Wasser des Verneblers geben; immer nur maximal 20 Minuten anschalten und mehrere Stunden duftfreie Pause zwischen den Beduftungen lassen.

ROLL-ON „STRESSFREI“

Auch die Eltern stehen in manchen Situationen regelrecht unter Strom und benötigen Impulse, damit sie besser zur Ruhe kommen können.

10 ml Jojobaöl
5 Bergamotte
1 Basilikum
1 Rosengeranie
1 Römische Kamille

Alle Zutaten in eine 10-ml-Roll-on-Flasche geben. Bei Bedarf auf die Unterarme auftragen.

Müde und doch hellwach?

Wer kennt das nicht: Die Müdigkeit drängt uns dazu, ins Bett zu gehen, aber sehr schnell bemerkt man, dass das Einschlafen nicht so recht funktionieren will. Nach stundenlangem Hin- und Herwälzen kommen wir beim Schäfchenzählen schon bei 999 an.

WICHTIGE UNTERSTÜTZER:

- Zitrusöle
- Nadelbaumöle
- Lavandin
- Speiklavendel
- Rosmarin
- Wacholder
- Zypresse

Vielleicht fallen wir dann endlich in einen viel zu kurzen Schlaf. Das Resultat am nächsten Tag macht sich schnell bemerkbar: Müdigkeit, Konzentrationsstörungen, schlechte Laune und mehr.

Menschen, die in Berufen mit Wechselschichten arbeiten, kennen sicherlich auch das Problem, todmüde ins Bett zu fallen und nicht einschlafen zu können (Seite 124). Schwierigkeiten beim Einschlafen können ganz unterschiedliche Ursachen haben: Gedankenkreisen, Stress, emotionale Belastungen, falsche Ernährung oder zu viel Koffein.

In der Aromatherapie haben wir einige ätherische Öle zur Verfügung, mit deren Hilfe der Kreislauf, das Gedächtnis und der Fokus auf die momentan wichtigen Dinge in Schwung gebracht werden können.

Besonders zum Wachwerden und -bleiben ist Rosmarinhydrolat geeignet. Dessen „wachmachende“ Wirkung wird nicht durch ein Alkaloid wie Koffein ausgelöst, sondern durch den Inhaltsstoff Campher, welcher sich nicht so lange im Körper aufhält, dafür jedoch sozusagen instant wirkt. Rosmarinhydrolat gilt als der „Espresso der Aromatherapie“ und darf bei Bedarf auch auf die Zunge gesprüht werden.

Für Anwendungen zwischendurch wird Rosmarinhydrolat auf Dekolleté, Unterarme oder ins Gesicht gesprüht. Bitte beachten Sie, viel hilft nicht viel! Verwenden Sie das Hydrolat erst vorsichtig und nur wenig davon, denn es kann bei empfindlichen Menschen zu Zittern und Hektik führen.

Rosmarin erhielt kürzlich den wissenschaftlichen Namen Salvia rosmarinus, *sein bisheriger Name gilt aber auch noch: Ähnlich wie sein enger Verwandter, der Salbei, vermag er die grauen Zellen in Schwung zu bringen.*

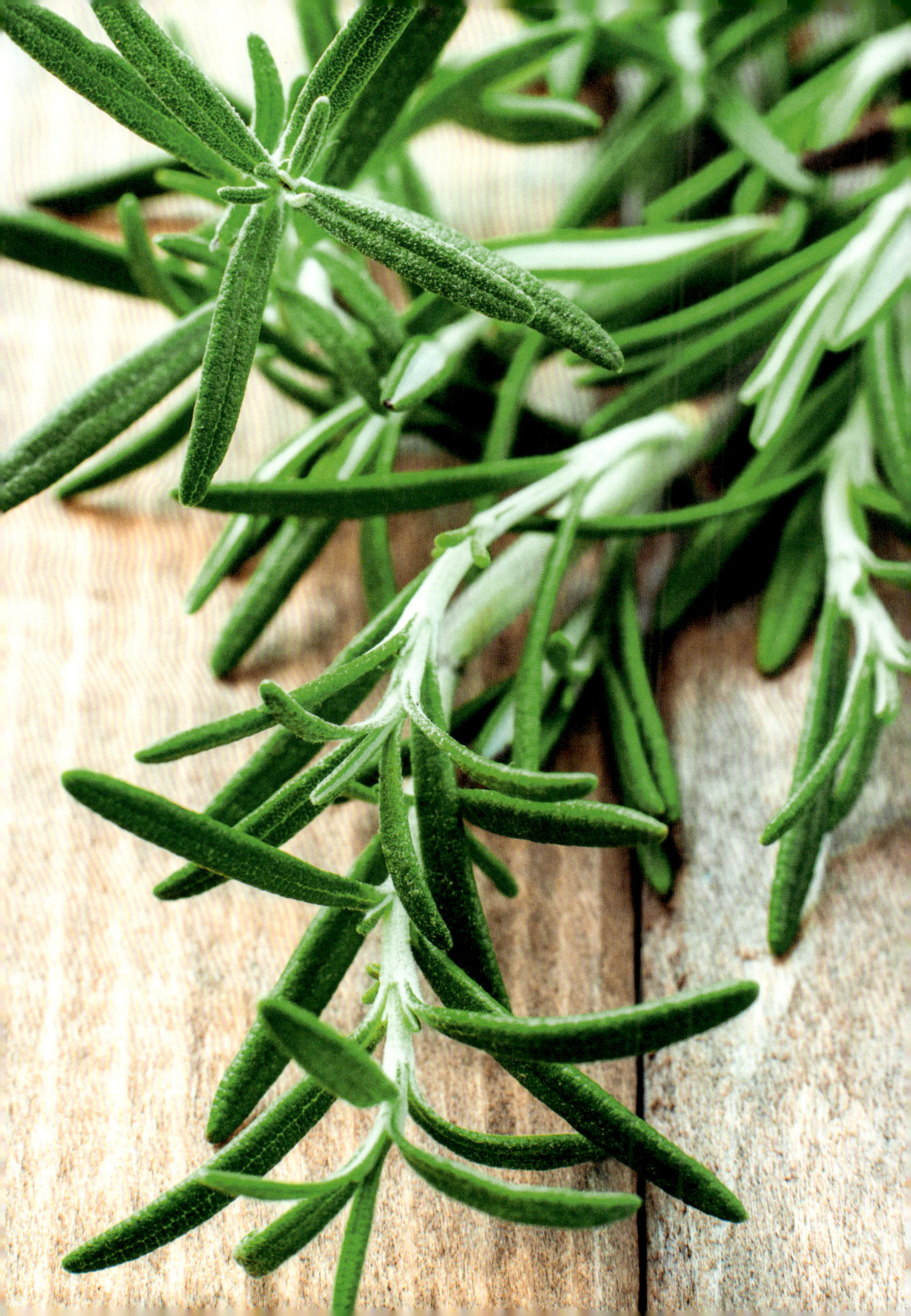

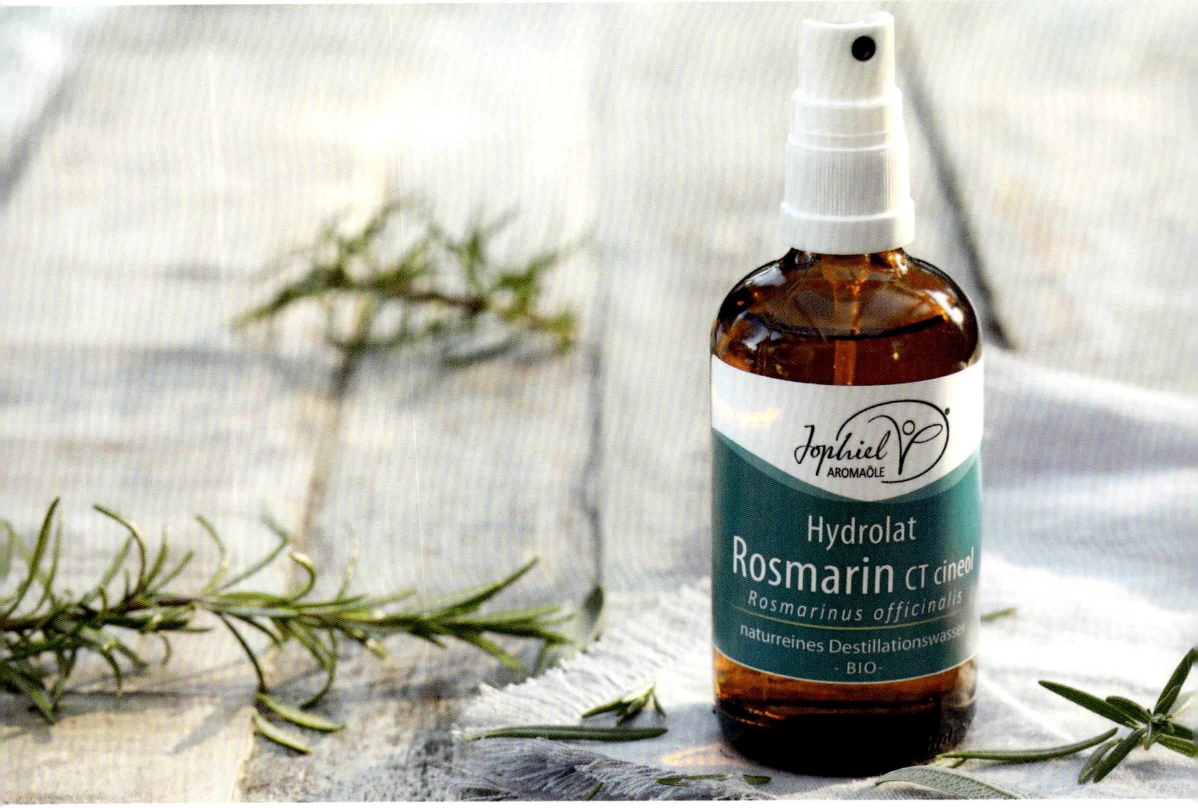

Wer seinen Kaffeekonsum reduziert, wird sich über die Wirkung des Rosmarinhydrolates freuen.

RAUMSPRAY „FOCUS"

Diese Kombination ergibt geradezu ein Zauberspray, das nicht nur Erwachsene, die streng arbeiten müssen, überzeugen wird, sondern auch Schulkinder.

45 ml Rosmarinhydrolat
5 ml Alkohol (70 %)
10 💧 Zypresse
10 💧 Bergamotte
10 💧 Grapefruit

Diese Mischung dient als Raumspray und kann mehrmals am Tag versprüht werden.

RIECHSTIFT „WACH UND KLAR"

Der Zauberstab unter den Wachmachern bringt die klärenden Signale an unsere grauen Zellen, sodass sie wieder im Takt funken können.

3 💧 Zitrone
1 💧 Zypresse
1 💧 Rosmarin Ct. Cineol

Auf das Zellstoffröllchen des Inhalierstiftes oder auf ein Papiertaschentuch geben und bei Bedarf mindestens 2 Minuten tief inhalieren.

ROLL-ON „MORGENKUSS“

Wer gerne von zart schmeichelnden Düften wachgeküsst werden möchte, wird die zitronigen Grüße aus dem Land der aufgehenden Sonne lieben.

10 ml Jojobaöl
3 Tropfen Yuzu-Zitrone
2 Tropfen Litsea
1 Tropfen Nanaminze

Noch vor dem Aufstehen und bei Bedarf auf die Unterarme auftragen, gern auch ein paar „Tupfer“ unter die Nase.

DUSCHGEL „MORGENFRISCHE“

Unsere Two-in-one-Lösung für die Duschkabine: Sich waschen und die Düfte des Südens zu inhalieren, weckt wirklich alle Lebensgeister!

100 ml neutrale Duschgel-Grundlage, z. B. von Farfalla
5 Tropfen Rosmarin Ct. Cineol
5 Tropfen Bergamotte
5 Tropfen Wacholder
5 Tropfen Lavandin

Jeden Morgen verwenden, abends kann es zu anregend wirken.

WACH & VITAL

Das herb duftende Rosmarinhydrolat sorgt mit den frischen und fröhlichen Zitrusdüften für wache Momente.

100 ml Rosmarinhydrolat
5 Tropfen Grapefruitöl
5 Tropfen Orangenöl

Alle Zutaten mischen. Das Spray als Dekolleté- oder Body-Spray nutzen.

KOFFEIN

Wissen Sie, wie lange die Leber benötigt, um eine Tasse Kaffee „zu verdauen“? Koffein hat eine Halbwertzeit von rund 4 Stunden, eine Tasse Kaffee (80 ml) enthält ca. 100 mg Koffein. Das bedeutet, dass um 24 Uhr immer noch mehr als 6 mg Koffein vom Frühstückskaffee im Blut zirkulieren.

Auch andere Getränke enthalten beträchtliche Mengen Koffein:

- **Energy-Drink** pro Dose (250 ml): 80 mg
- **Mate-Tee** pro Tasse (200 ml): 80 mg
- **Cola** pro Dose (330 ml): 35 mg
- **Kakao** pro Tasse (200 ml): 8–35 mg

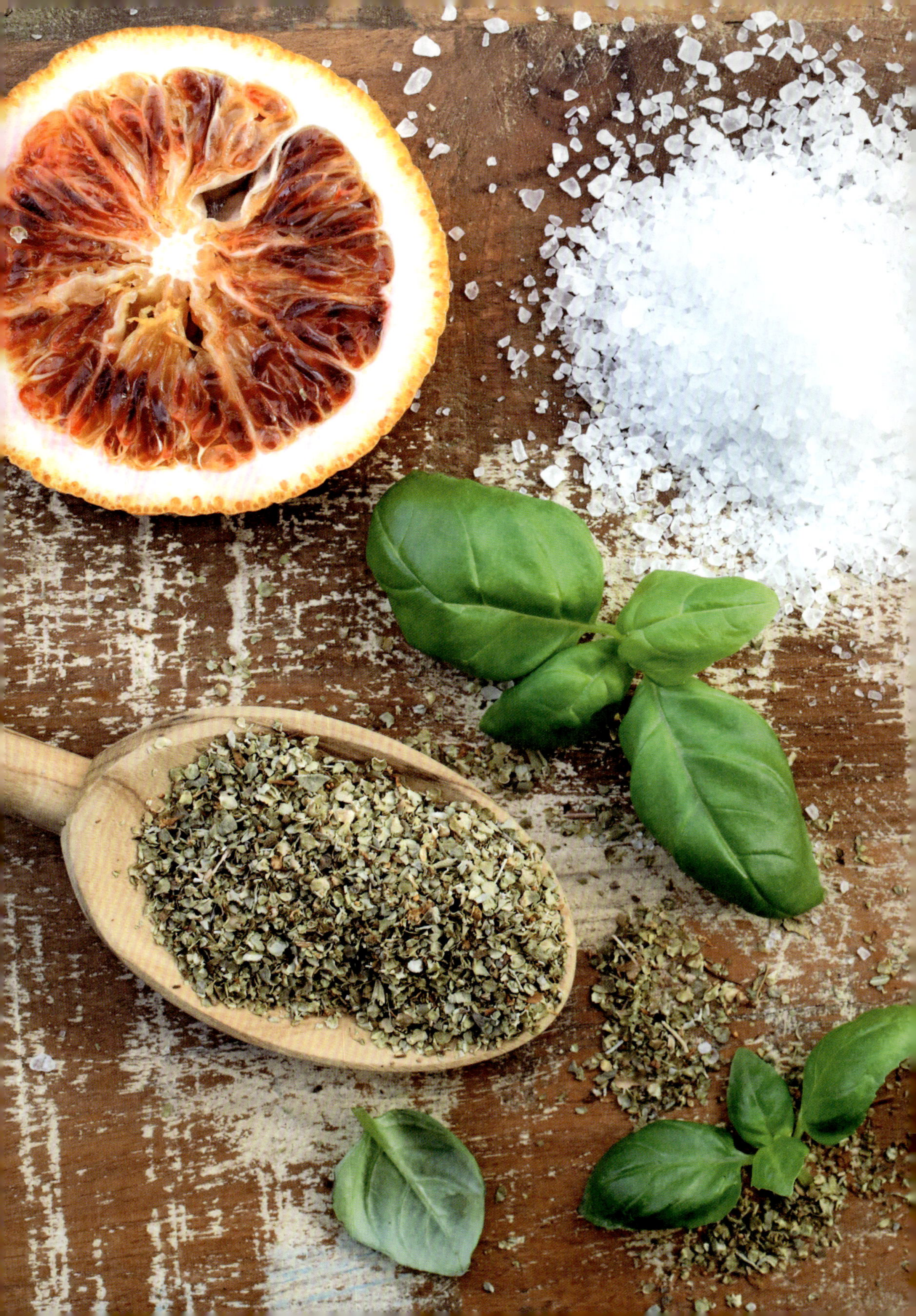

Das lästige Nachtkarussell

Ein- und Durchschlafstörungen

Eine der häufigsten Fragen an uns lautet: „Welche ätherischen Öle kann ich benutzen, damit ich wieder besser schlafen kann?“ Denn Schlafstörungen können zu einer wirklichen Belastung für Betroffene werden, ihr Leben maßgeblich beeinflussen und die Lebensqualität stark beeinträchtigen.

Schlafstörungen – unter denen mindestens 15 % der Deutschen leiden sollen – haben oft vielfältige Ursachen: neben Krankheiten etwa auch die Schlafumgebung, Stress, psychische Belastungen, Schichtarbeit und vieles mehr. Bei etlichen Schlafstörungen liegen gleichzeitig mehrere dieser Ursachen vor. Manchmal verliert die auslösende Ursache im Laufe der Zeit an Bedeutung oder verschwindet ganz, jedoch bleibt die Schlafstörung als Dauergast, weil sie sich verselbstständigt hat. So kann es sein, dass bereits die Angst vor einer schlaflosen Nacht die Ein- oder Durchschlafstörungen weiter verstärkt.

WARUM SCHLAF SO WICHTIG IST

- **Im Schlaf erholen** sich Körper und Gehirn.
- **Im Schlaf speichert** das Gehirn, was es am Tag erlebt, gelernt und geübt hat.
- **Schlaf stärkt** das Immunsystem, das tagsüber im Dauereinsatz ist.
- **Schlaf hält** den Stoffwechsel im Takt. Bei zu wenig Schlaf gerät dieser durcheinander. Dann steigt auch das Risiko, übergewichtig zu werden oder an Diabetes zu erkranken.

Hilfreiche ätherische Öle

Bei der Auswahl ätherischer Öle zur Unterstützung eines besseren Schlafes ist es wichtig, Mensch und Lebenssituation ganzheitlich zu betrachten. Die „Nase“ des Betroffenen spielt die entscheidende Rolle: Denn grundsätzlich könnte jedes ätherische Öl hilfreich sein, welches im Moment als am wohltuendsten empfunden wird.

Die erste Idee, die den meisten Menschen jedoch zu diesem Thema einfällt, ist der Lavendel (*Lavandula angustifolia*). Mit ca. 30–45 % Linalylacetat, einem beruhigend wie angstlindernd wirkenden Inhaltsstoff, kann das „blaue Wunder“ grundsätzlich bei Ein- wie auch bei Durchschlafschwierigkeiten hilfreich sein. Soweit die eher pharmakologische Betrachtung. Die Erfahrung hat uns oftmals gezeigt, dass Lavendelduft bei manch schlaflosem Zeitgenossen zu einem Naserümpfen und Stirnrunzeln bis hin zu einem entsetzten „Igitt, was ist denn das?!“ führte. Fragen wir nach, wie der Duft empfunden wird, hören wir Aussagen wie: „zu streng“, „drückt auf meinen Brustkorb“, „sehr aufdringlich“, „regt mich auf“. In Gesprächen wird dann häufig klar, dass die Unruhe und die Einschlafprobleme sich häufig um „Unerledigtes“ drehen, wie z. B. nicht erledigte Arbeit, Streitigkeiten, Unausgesprochenes. Wir empfehlen dann, andere Düfte auszuprobieren.

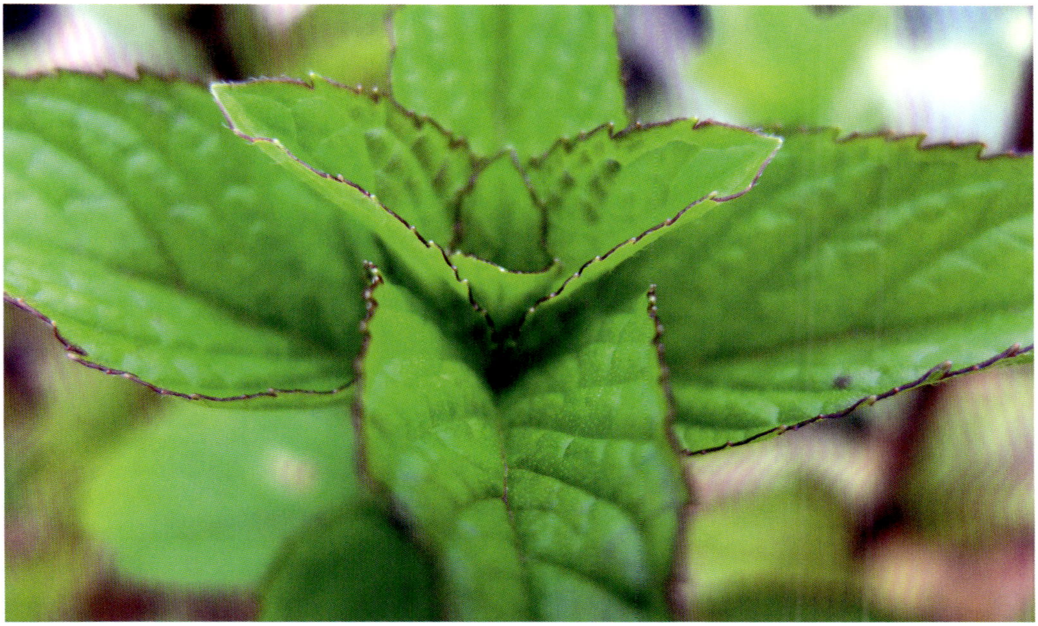

Der sanft zitronige Duft der Bergamottminze erinnert an Kölnisch Wasser, er hilft beim Abschalten.

Rituale wie z. B. Fuß- und Handbäder, Ölauflagen oder Atemübungen mit einem Riechstift können bei Einschlafstörungen eine gute Unterstützung sein. Rituale vermitteln uns Sicherheit und Zeit, über Tagesereignisse und anstehende Dinge nachzudenken, ohne diese mit ins Bett zu nehmen. Somit wird z. B. nächtlichem Grübeln und dem „Gedankenkarussell" vorgebeugt.

Auch Entspannungsübungen, Duft- oder Fantasiereisen, ruhige Podcasts – idealerweise kombiniert mit wohltuenden Ätherisch-Öl-Anwendungen – können das Ein- und Durchschlafen erleichtern.

WENN LAVENDEL FÜR MICH NICHT DAS RICHTIGE IST

Ähnlich wie Lavendel wirken:

- Bergamottminze
- Bergamotte
- Orange
- Mandarine
- Römische Kamille
- Ho-Blätter

LASEA – DER PFLANZLICHE RUHESTIFTER

Lasea ist ein pflanzliches Medikament auf Basis von ätherischem Lavendelöl: Die Wirksamkeit der in Apotheken erhältlichen Kapseln wurde mehrfach an Betroffenen untersucht, die an Unruhezuständen, depressiver Verstimmung, Schlafstörungen oder Ängsten litten. Die Verbesserungsrate nach sechs Wochen Einnahme einer Lasea-Lavendelölkapsel (80 mg) pro Tag: 62 % bei den Unruhezuständen, 57 % bei depressiven Verstimmungen, 51 % bei Schlafstörungen und 62 % bei Ängsten.

GRUNDMISCHUNG „GEDANKEN-KARUSSELL“

Diese Mischung hilft dabei, das nervtötende Gedanken-Karussell zu stoppen, um ruhig und entspannt den Tag zu beschließen.

40 💧 Fichtennadel
40 💧 Bergamottminze
10 💧 Vetiver
5 💧 Römische Kamille

Im Fußbad: 5 Tropfen in etwas Sahne auflösen, ins eingelaufene Wasser geben und 15 Minuten genießen.

Im Riechstift: 5–7 Tropfen der Mischung auf das Zellstoffröllchen eines Riechstiftes geben.

Im Roll-on: 5–8 Tropfen in 10 ml Jojobaöl mischen und auf die Pulse auftragen.

In der Raumluft: 5–10 Tropfen in einen Vernebler träufeln.

„SCHLUMMER-LÄPPCHEN“

Mit den beruhigenden und sanften Düften der beiden Blütenhydrolate finden auch besonders sensible Menschen in den Schlaf.

Jeweils 1 Sprühstoß *Rosenhydrolat* und *Orangenblütenhydrolat* auf ein Baumwolltüchlein sprühen und in Nasennähe oder auf den Brustkorb auflegen. Alternativ 1–2 Sprühstöße Orangenblütenhydrolat unter die Zunge sprühen.

SPRAY „ZIRBENTRÄUME“

Das sanft duftende Zirbenhydrolat enthält den besonderen Inhaltsstoff Pinosylvin; dieser kann helfen, einen unruhigen Herzschlag zu beruhigen.

40 ml Zirbenhydrolat
10 ml Wodka
4 💧 Mandarine
4 💧 Orange
4 💧 Vanille Extrakt

Auf Dekolleté, Unterarme und/oder in die Raumluft sprühen.

ROLL-ON „STATT SCHÄFCHEN-ZÄHLEN“

Stundenlanges Wälzen und Schäfchen-Zählen gehört mit diesem traumhaft entspannenden Duft-Mix schon bald der Vergangenheit an.

10 ml Jojobaöl
2 💧 Jasmin
2 💧 Benzoe Extrakt
2 💧 Mandarine
2 💧 Melisse 10 %
1 💧 Vetiver oder Narde

Vor dem Schlafen auf die Pulse oder das Dekolleté auftragen.

WACHSWICKEL

Bienenwachswickel der Firma Wachswerk gibt es in verschiedenen Varianten mit Rose und Lavendel. Sie werden leicht angewärmt und auf den Solarplexus aufgelegt. Wachswickel schenken lindernde Wärme und Entspannung und sind unkompliziert und einfach anzuwenden. Sie kühlen – anders als Wärmflaschen – nicht ab.

FUSSBAD „TRAUMWOLKE“

Mit dem entkrampfend und entspannend wirksamen Epsom-Salz (Magnesiumsulfat) steht einem traumhaften Fußbad auf Wolke 8 nichts im Wege.

- 150 g Epsom-Salz (Magnesiumsulfat)
- 150 g Meersalz
- 5 💧 Majoran
- 5 💧 Bergamottminze
- 3 💧 Basilikum
- 2 💧 Blutorange

Beide Salze miteinander in einem Glas mischen, die ätherischen Öle dazugeben und gut schütteln. Die Menge ist ausreichend für zwei Vollbäder oder 4–6 Fußbäder.

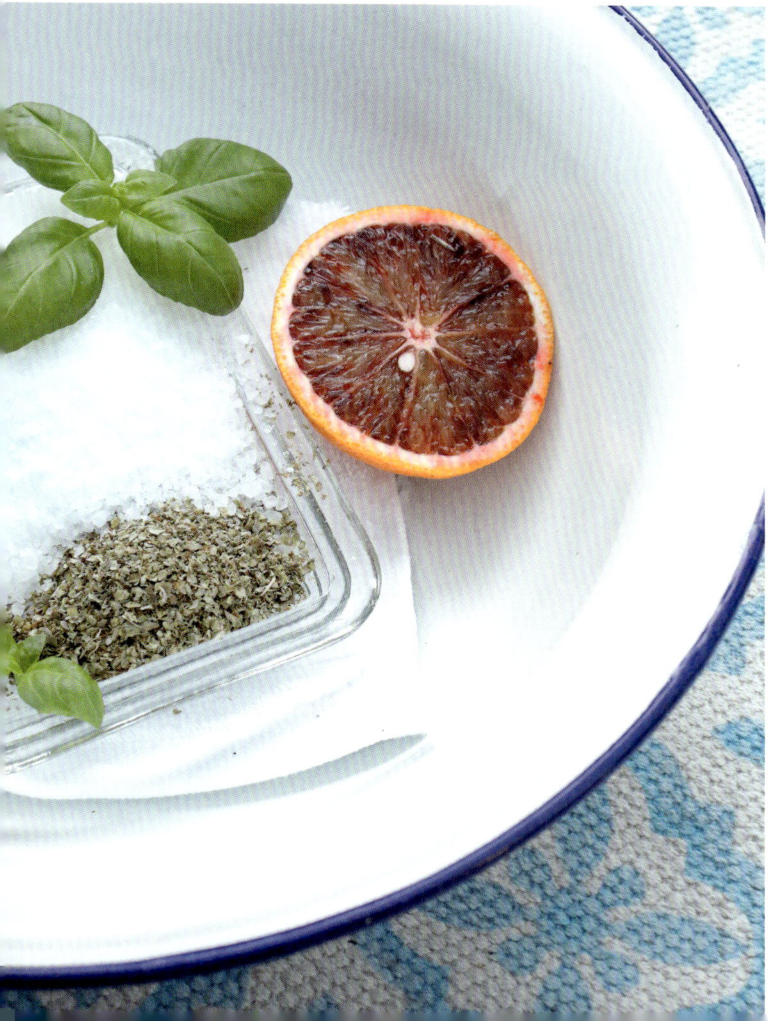

LEBENSMITTEL ALS „EINSCHLAFHILFE“

Kirschen sind eine natürliche Quelle für das „Schlafhormon“ Melatonin: Eine Studie belegte, dass der Melatonin-Gehalt der Montmorency-Sauerkirsche etwa 13,5 Nanogramm pro Gramm Fruchtfleisch betragen kann. 12–15 Sauerkirschen (getrocknet oder tiefgefroren) vor dem Schlafen können den Schlaf positiv beeinflussen. Eine Handvoll Cashewkerne, idealerweise mit zwei bis drei Datteln, vor dem Schlafen genascht, liefert reichlich Tryptophan (Seite 25). Auch Walnüsse sind eine gute Quelle für Melatonin, deshalb raten Experten zum Verzehr einer Handvoll davon vor dem Einschlafen.

Ein Badesalz für die Füße kann abends helfen, die Denk-Aktivitäten zu reduzieren.

Restless Legs – wenn die Beine unruhig sind

Man kann nicht still liegen, die Beine – vor allem die Unterschenkel – kribbeln, sie müssen ständig bewegt werden, Ruhe und Ausruhen werden unmöglich. Ja, beim Versuch der Ruhe tritt das Phänomen RLS erst recht auf, gerne noch gepaart mit Verkrampfungen und Krämpfen.

Vor allem Menschen der älteren Semester sind betroffen, aber auch jüngere Personen und Schwangere können von den „unruhigen Beinen“ überfallen werden. Der Schlaf wird immer unerquicklicher, aus Angst, nicht schlafen zu können, man kann nicht mehr entspannen, ein schier endloser Teufelskreis tritt ein. Darum wird diese neurologische Erkrankung von Medizinern zu den schlafbezogenen Bewegungsstörungen gezählt.

Statistiken besagen, dass jede zwanzigste Person unter RLS leidet, das Problem gilt als nicht heilbar, medizinisch gesehen wird es als eher harmlos eingestuft. Jedoch kann die Lebensqualität der Betroffenen schwer beeinträchtigt sein.

LAVENDELÖL BEI RLS

Eine klinische Studie mit 70 Betroffenen zwischen 18 und 65 Jahren, die aufgrund von Nierenversagen dialysepflichtig waren und gleichzeitig an RLS litten, zeigte Erstaunliches. Die Hälfte der Personen erhielt Einreibungen mit verdünntem Lavendelöl, die andere Hälfte die übliche Pflege. Bei der Lavendel-Gruppe wurden drei Wochen lang zweimal pro Woche 10 Minuten lang beide Beine mit sanften Streichungen behandelt. Am Ende der Studie hatten nur in der Lavendel-Gruppe die RLS-Symptome signifikant abgenommen.

Helfen könnten Eisen und Magnesium …

Zunächst sollte der Eisenstatus überprüft werden, insbesondere bei Frauen und bei Menschen, die auf Fleisch verzichten. Wenn kein extremer Eisenmangel vorliegt, kann eine Kur mit einem Eisenpräparat sinnvoll sein. Billig-Eisenpräparate sind zu meiden, denn viele von ihnen verursachen Verstopfung und Bauchschmerzen.

Auch der Magnesiumhaushalt kann aus der Balance geraten sein. Billige Sprudeltabletten mit Magnesiumoxid haben aber keine „Tiefenwirkung“. Magnesiumcitrat als Dragee oder Granulat aus Apotheke oder Drogeriemarkt wirkt erfahrungsgemäß nachhaltiger (man muss das Kleingedruckte auf den Packungen studieren). Als ebenfalls gut bioverfügbar gelten Magnesiumaspartat und Magnesiumorotat.

… oder Dopamin

Medikamente, die den mutmaßlich gestörten Dopamin-Stoffwechsel ansprechen, wie L-Dopa, bringen oft Besserung, können andererseits heftige Nebenwirkungen entwickeln. Leichte Bewegung bessert die Symptome meistens sofort. Auf Magnesiumöl zum Einreiben sprechen manche Menschen hervorragend an.

Wie wir bei ADHS, dem eine Störung des Dopaminhaushalts zugrunde liegen könnte, gesehen haben, regelt die Homovanillinsäure als Abbauprodukt des Dopamins diese Balance. Vanille Extrakt kann auch einen Versuch bei RLS-Patienten wert sein. Zu den ätherischen Ölen, die mutmaßlich den Dopaminhaushalt regulieren helfen, gehören u. a. Gewürznelkenknospe, Muskatellersalbei und Virginiazeder (Seite 116).

BEINÖL „STRESSLESS LEGS“

Mit dieser entspannend und entkrampfend wirksamen Mischung können die unruhigen Beine auf eine ruhige Nacht vorbereitet werden.

50 ml Olivenöl
3 💧 Lavendel
3 💧 Majoran
3 💧 Virginiazeder
3 💧 Ingwer

Einige Tropfen davon ca. ½ Stunde vor dem Schlafengehen auf den Füßen und Unterschenkeln einmassieren.

EXTRA-TIPP: VERWÖHNPROGRAMM FÜR DIE BEINE

Gönnen Sie Ihren Beinen zusätzlich ein tägliches Wellness-Programm: Spazierengehen, Warm-Kalt-Duschen (am Ende immer mit kaltem Wasser aufhören) und Magnesiumöl zum Einsprühen oder Einreiben.

MAGNESIUM-SPRAY

Majoran ist sozusagen das „Magnesium der Aromatherapie“ und hilft, Verkrampfungen auf fast wundersame Weise zu lösen.

30 g reines Magnesiumchlorid in Zechstein-Qualität
70 g destilliertes Wasser
5 💧 Lavendel
5 💧 Majoran

Destilliertes Wasser leicht erwärmen (ca. 38–40 °C), Magnesiumflocken mit einem Holzlöffel einrühren. Das fertige Magnesiumöl in eine Sprühflasche füllen und die ätherischen Öle dazugeben. Nach dem Duschen die Beine (und andere verspannte Muskeln) damit einsprühen. Vor jeder Anwendung gut schütteln.

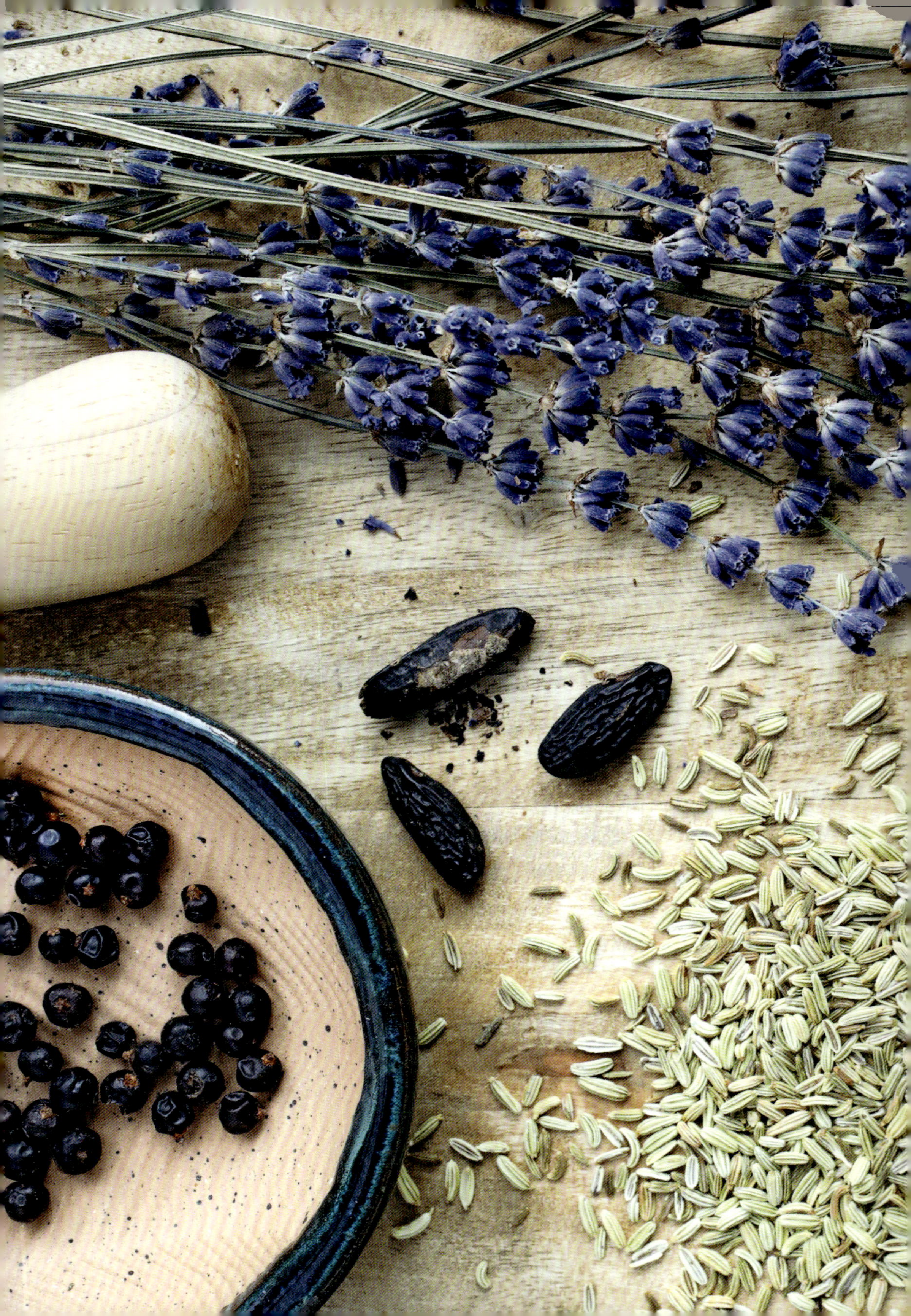

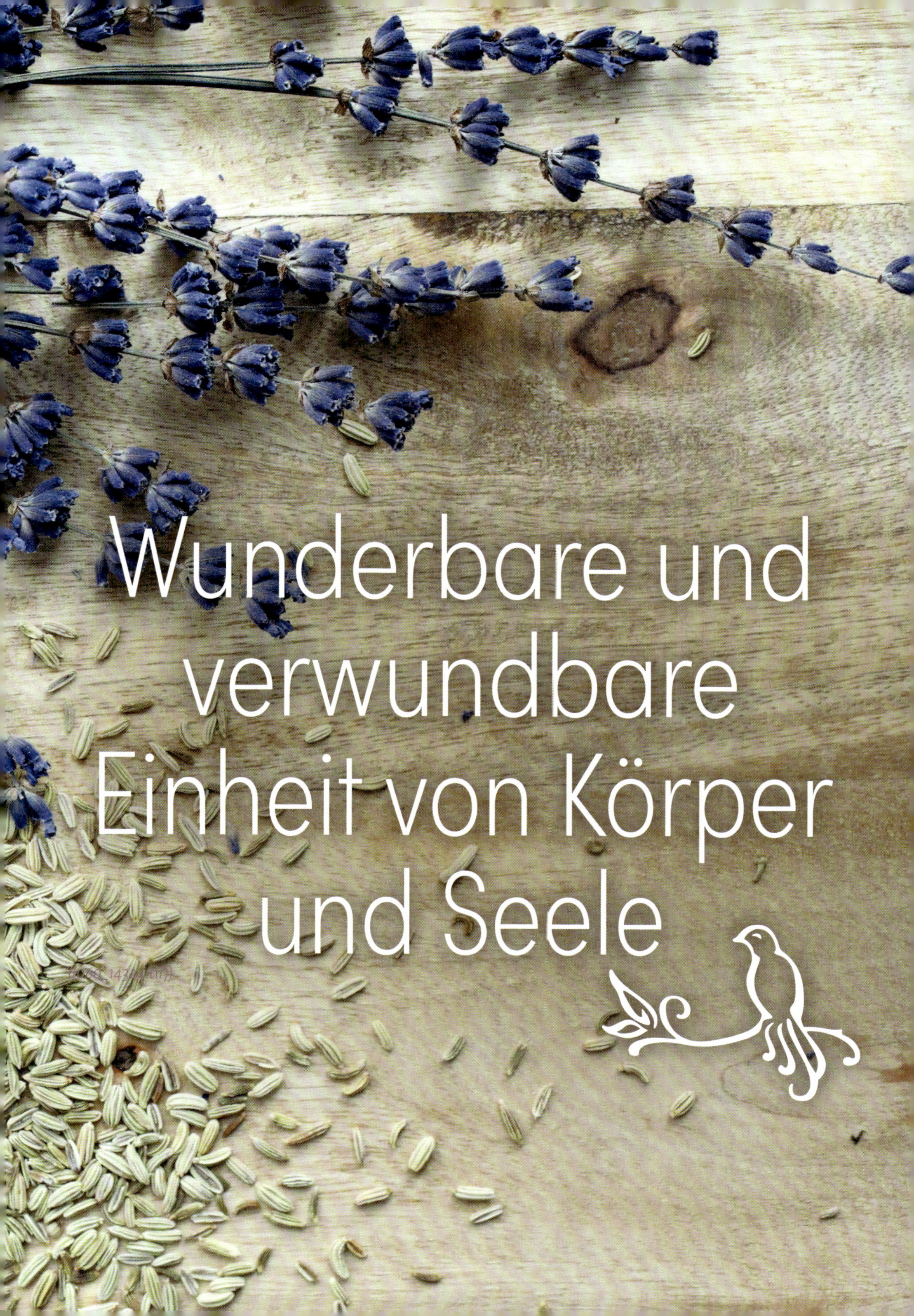

Wunderbare und verwundbare Einheit von Körper und Seele

Emotionale „Verdauung“

Wie wir wohl alle schon einmal am eigenen Leib bemerkt haben, sind psychische Vorgänge und Verdauung eng miteinander verbunden. „Da ist mir etwas schwer auf den Magen geschlagen“ oder „Diese Nachricht muss ich erst einmal verdauen“ – wer kennt das nicht?

Magendrücken, Übelkeit, Verdauungsstörungen, nicht selten werden dadurch Emotionen „verdaut“. Der Mensch wird buchstäblich „sauer“, der Magen produziert vermehrt Säure und greift unter Umständen die eigene Schutzschicht, also die Magenschleimhaut, an. Doch nicht nur unser Verdauungssystem verdaut Emotionen. Bei manchen Menschen schlägt die „Emotionsverdauung“ auf den Kopf, sie reagieren mit Kopfschmerzen, Konzentrationsstörungen und Schlafschwierigkeiten.

Ätherische Öle als „Verdauungs-Helfer“

GUT FÜR JEDE ART DER „VERDAUUNG“

- Pfefferminze
- Majoran
- Lavendel
- Basilikum

Interessanterweise werden in der Aromatherapie für beide Arten der Verdauung oft die gleichen ätherischen Öle erfolgreich angewendet.

Diverse Studien belegen die stark schmerzlindernde Wirkung von Pfefferminzöl sowohl bei Spannungskopfschmerzen als auch bei Reizdarmbeschwerden. Auch bei Übelkeit zeigt es deutliche Erfolge und wirkt Brechreiz entgegen wie vergleichbare Medikamente.

Majoran, das „Magnesium der Aromatherapie“, wird wie Basilikum als entspannendes und entkrampfendes ätherisches Öl bei Magen-Darm-Beschwerden sowie bei Kopfschmerzen eingesetzt.

Kopfhirn, Bauchhirn

Häufig klagen Menschen über Bauchschmerzen, wenn sie seelisch belastet sind, z. B. bei Stress, Angst vor bevorstehenden Ereignissen oder allgemein empfundener Nervosität. Der Bauch mit seinen zahlreichen Nervenzellen und Gehirnbotenstoffen reagiert als Schaltzentrale für Gefühle oft mit Unwohlsein auf negativ empfundene Erlebnisse.

Im enterischen Nervensystem (ENS), welches im Englischen auch treffend „second brain“ genannt wird, werden viele Neurotransmitter produziert, unter anderem:

> Serotonin
> Dopamin
> Adrenalin

Den meisten Menschen ist nicht bewusst, wie spannend dieser Zusammenhang ist: Beim Embryo wird die sogenannte Neuralleiste (eine Zellansammlung) ausgebildet. Diese teilt sich im Laufe des Wachstums, ein Teil wird vom Schädel umschlossen, das andere Stück dem Bauchraum zugeordnet. Damit diese Verbindung nicht verloren geht, entsteht der Vagusnerv (Nervus parasympathicus). Dieser schickt ständig Informationen zwischen den beiden Gehirnen hin und her.

Kopf- und Bauchhirn stehen also im ständigen Kontakt. Doch während 90 % der Informationen vom Darm in Richtung Gehirn geschickt werden, gehen nur 10 % in die andere Richtung. Zum Beispiel dann, wenn das ENS nach oben meldet, dass Gifte in den Körper gelangt sind, und so einen Brechreflex veranlasst. „Dann veranlasst das Gehirn, dass das enterische Nervensystem motorische Reflexe auslöst und der Mensch erbricht“, sagt Prof. Dr. Michael Schemann von der Technischen Universität München.

Das Bauchhirn umschließt den gesamten Verdauungstrakt und enthält mit über 100 Millionen Nervenzellen fünfmal mehr als das Rückenmark. Fast jeder Botenstoff findet sich auch im Hirn des Verdauungstraktes wieder. In Tierexperimenten wurde zweifelsfrei nachgewiesen, dass Furcht, Angst oder Stress nicht nur im Kopf Spuren hinterlassen, sondern auch im Darmtrakt.

Die „Nase“ im Verdauungstrakt

Wer unter Verstopfung leidet, sollte mehr aromatische Nahrung verspeisen. Münchner Forscher haben herausgefunden, dass der menschliche Darm mit Riechsensoren ausgestattet ist, ganz wie die Nase auch, welche beispielsweise die Duftmoleküle von Thymol bei Thymian und Mandarinenschale sowie Eugenol von Gewürznelke, Basilikum, Zimtblättern und anderen Gewürzen „erkennen“ können. So steuern sie die Darmbewegung. Die Forscher untersuchten bestimmte Zellen aus dem Dünndarm, die nach Aktivierung Serotonin ausschütten, so die Darmperistaltik anregen und die Ausschüttung von Verdauungssäften fördern. Möglicherweise wird allerdings ein chronisch angegriffener Reizdarm durch diese Gewürze zu sehr angeregt, oder er ist übersensibilisiert durch potenziell stark reizende künstliche Aromen in der Nahrung (diese enthalten oft chlorhaltige Verbindungen als Trägersubstanz).

BAUCHWOHL-EINREIBUNG

Der schmerzhaft angespannte Bauch wird warm umhüllt und kann plötzlich wieder loslassen, auch die Seele spürt dies.

1 EL Johanniskrautöl
2 Bitterorange
1 Römische Kamille
1 Fenchel

Sanft im Uhrzeigersinn auf dem Unterbauch einmassieren.

ROLL-ON „HEITER BIS SONNIG" BEI KOPFSCHMERZEN

Dieser kühlend und schmerzlindernd wirkende Roll-on passt in jede Tasche und kann als To-go-Mischung überall mitgenommen werden.

10 ml Jojobaöl
10 Pfefferminze
3 Lavendel
5 Cajeput

Bei beginnenden Kopfschmerzen etwa eine Stunde lang alle 10 Minuten über die Stirn rollen, danach nur noch bei Bedarf.

SOLARPLEXUS-EINREIBUNG „IN MEINER MITTE"

Ein feiner Duft mit Wohlfühl-Garantie, wir spüren wieder unser Zentrum und alles wird gut.

1 El Mandelöl
2 Römische Kamille
2 Fenchel
1 Orange

Alle Zutaten mischen und damit den Solarplexus sanft einreiben. Die Mischung kann auch (ohne das Mandelöl) in einem Riechstift verwendet werden.

RIECHSTIFT „BLEIB COOL"

Wenn Aufregung oder Lampenfieber die Verdauung durcheinanderbringen, können ätherische Öle angstlindernd und entspannend wirken.

1 Neroli
1 Petit Grain
3 Bergamotte

Auf das Zellstoffröllchen des Inhalierstiftes oder ein Papiertaschentuch geben und bei Bedarf mindestens 2 Minuten tief inhalieren.

DER SOLARPLEXUS – AUS DEM BAUCH HERAUS LÄCHELN

Der Solarplexus wird auch Sonnengeflecht genannt und befindet sich am unteren vorderen Rippenbogen, dort, wo sich auch der Magenausgang befindet.

Dieses eigenständige Geflecht parasympathischer und sympathischer Nervenfasern beeinflusst bestimmte Funktionen innerer Organe, z. B. die Anspannung oder Erschlaffung der Magen- und Darmmuskeln. In dieser Region macht sich auch das sogenannte „Bauchgefühl" bemerkbar.

Fenchel ist ein Wohltäter für Bauch und Kopf, also für beide „Gehirne".

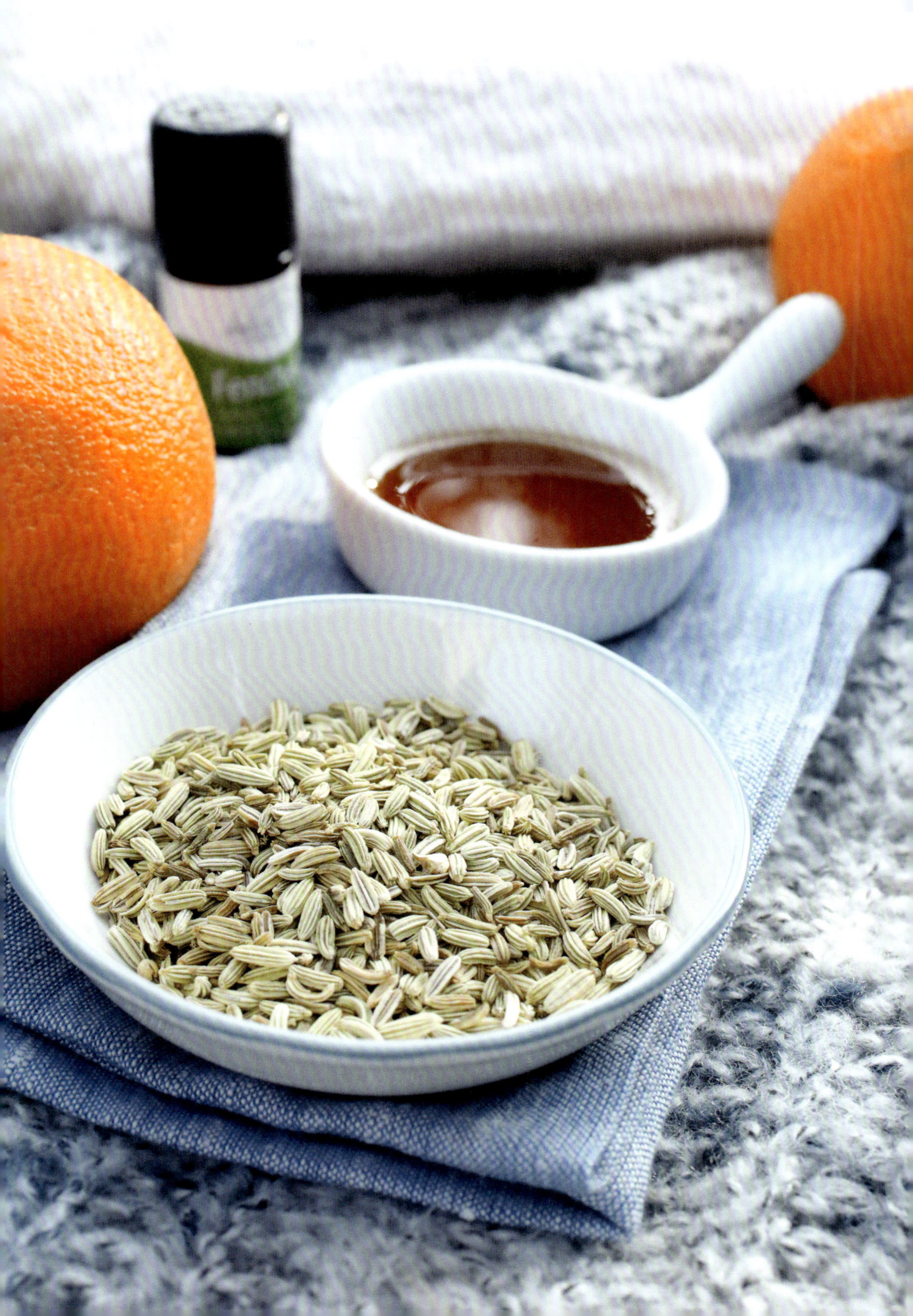

„Das geht mir an die Nieren"

Laut der Gesellschaft für deutsche Sprache reicht dieser Spruch ins Mittelalter zurück: Die Niere galt als Sitz der Lebenskraft und die Harnschau als eine der wichtigsten ärztlichen Diagnostikmethoden dieser Zeit. Der Urin wurde als Ausscheidung des Blutes verstanden, welches die Niere filterte.

Die Nieren wiegen zwar zusammen nur rund 250–400 Gramm, dennoch sind sie richtige Multitalente und können durch nichts im Körper ersetzt werden. Sie regulieren unseren Wasserhaushalt, über den sie auch den Blutdruck steuern, sie scheiden Harnsäure und Harnstoff, überflüssige Reste von Arzneimitteln und giftige Abfallstoffe aus. Außerdem verhindern sie, dass das Blut zu sauer oder zu alkalisch wird, und helfen, den Blutzuckerspiegel zu regulieren.

Die Niere wurde in früheren Zeiten in einem Atemzug mit dem Herzen genannt, so muss etwa einiges „auf Herz und Nieren geprüft" werden. Auch die moderne Medizin erkennt sehr wohl Zusammenhänge zwischen seelischen Stresssituationen und deren Auswirkung auf die Nieren. Da sich Nieren und Blutdruck wechselseitig beeinflussen, kann es bei hohem Blutdruck zu Nierenschäden kommen, umgekehrt können Nierenschädigungen zu Hypertonie führen.

WIE KÖNNEN WIR UNSERE NIEREN VERWÖHNEN?

- **Alle 60 Minuten** ein großes Glas Wasser trinken. Das verbessert nachhaltig die Reinigungsfunktion der Nierenzellen.
- **70/30-Regel:** 70 % der Nahrung sollte aus fettarmen, pflanzlichen, ballaststoffreichen Lebensmitteln bestehen, 30 % dürfen tierisches Fett sein. Beispiel Frühstück: ein Joghurt, eine Scheibe Vollkornbrot mit Käse oder Geflügelwurst.
- **Täglich 20 Minuten** strammes Gehen fördert die Widerstandsfähigkeit der Nierenkörperchen. Das Erkrankungsrisiko sinkt um 48 %.

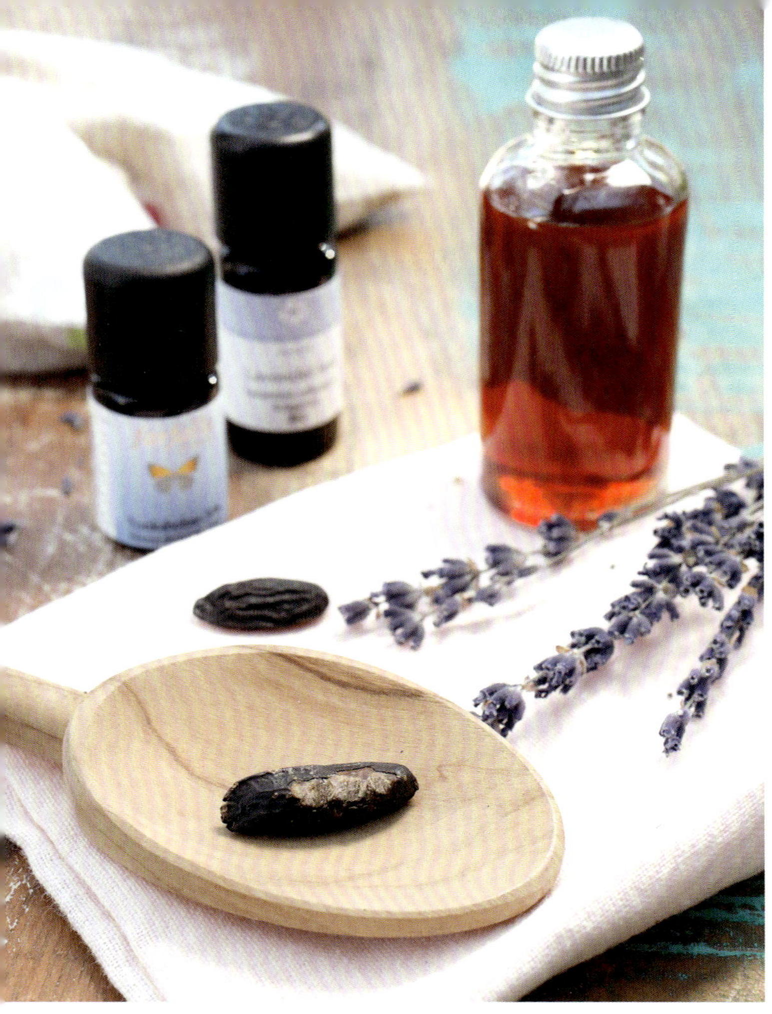

Die runzelige Tonkabohne lindert lokale Schmerzen und spendet Trostgefühle.

NIERENEINREIBUNG

Bei der lebenslänglichen Reinigungsarbeit sei den Nieren mal eine ordentliche Portion entspannende Süße gegönnt, insbesondere wenn sie sich melden.

50 ml Johanniskrautöl
5 💧 Tonka Extrakt
5 💧 Cajeput
5 💧 Majoran
5 💧 Lavendel

Zweimal täglich auf die Nierengegend auftragen und mit einem warmen Kirschkernkissen bedecken.

BLASENKOMPRESSE „DEN DRUCK LOSLASSEN“

Alles zu viel, der Druck zu groß und das Wasserlassen bereitet Schmerzen? Diese einfache Ölauflage hilft großartig bei Blasenentzündungen.

10 ml Johanniskrautöl
10 💧 Eucalyptus globulus
5 💧 Majoran
5 💧 Lavendel

Alle Zutaten vermischen, auf ein Baumwolltuch (10×10 cm) auftragen und auf die Blasengegend auflegen. Zusätzlich mit einem Kirschkernkissen Wärme zuführen.

Wenn mir eine Laus über die Leber gelaufen ist

Unsere Leber ist ein sehr „stilles" Organ, sie hält einiges aus, ohne jemals zu murren; auch Defizite lässt sie uns so gut wie gar nicht spüren. Wenn die Leber sich aber meldet, ist es „höchste Eisenbahn". Soweit sollten Sie es allerdings nicht kommen lassen.

Die Leber wird in ihrer Rolle als Hormonfabrik gerne übersehen, denn die klassische Medizin stuft sie im Wesentlichen nur als „Müllverarbeitungs-Anlage", insbesondere bei falschem Lebensstil, ein. Denn sie hat bei allzu vielen Menschen die schwere Aufgabe, jeden Abend alkoholische Getränke, Medikamente sowie schwer verdauliche tierische Fette und mehr abzubauen.

Mit diesen modern gewordenen Gewohnheiten wird dem stillen Organ, das selten Schmerzen verursacht, eine relevante Funktion genommen: Es kann aus Cholesterin (korrekt: Cholesterol) diverse Hormone „basteln". Es kann auch mithilfe von Enzymen Hormone in ihre jeweils verwandten Varianten umbauen, je nach Bedarf.

Zu viel Fruktose – das wenig bekannte Risiko

Da eine Leberschädigung oft vorwiegend mit Missbrauch von alkoholischen Getränken in Verbindung gebracht wird, wird ein ähnlicher Schaden bereits im Kindesalter völlig übersehen. Der Konsum von Süßwaren, die heutzutage statt mit Zucker überwiegend mit Fruktosesirup gesüßt werden, kann auch schwere Leberzirrhose verursachen. Aufklärung ist dringend nötig, denn die normale Presse, die sich mit Anzeigen für Gebäck, Naschereien und Limos finanziert, interessiert sich kaum für dieses Thema. Auch Ärzte kümmern sich wenig um dieses bedrohliche Thema, das bereits den Jüngsten Schaden zufügen kann. Diese gefährliche, geldsparende Praxis wird inzwischen sogar von Bioherstellern eingesetzt.

Narben in der Leber entstehen bei täglichem Konsum: Die Verstoffwechselung von Fruktosesirup ist gar nicht so anders als bei Alkohol. Laut Fachleuten hat es noch nie so viele kaputte

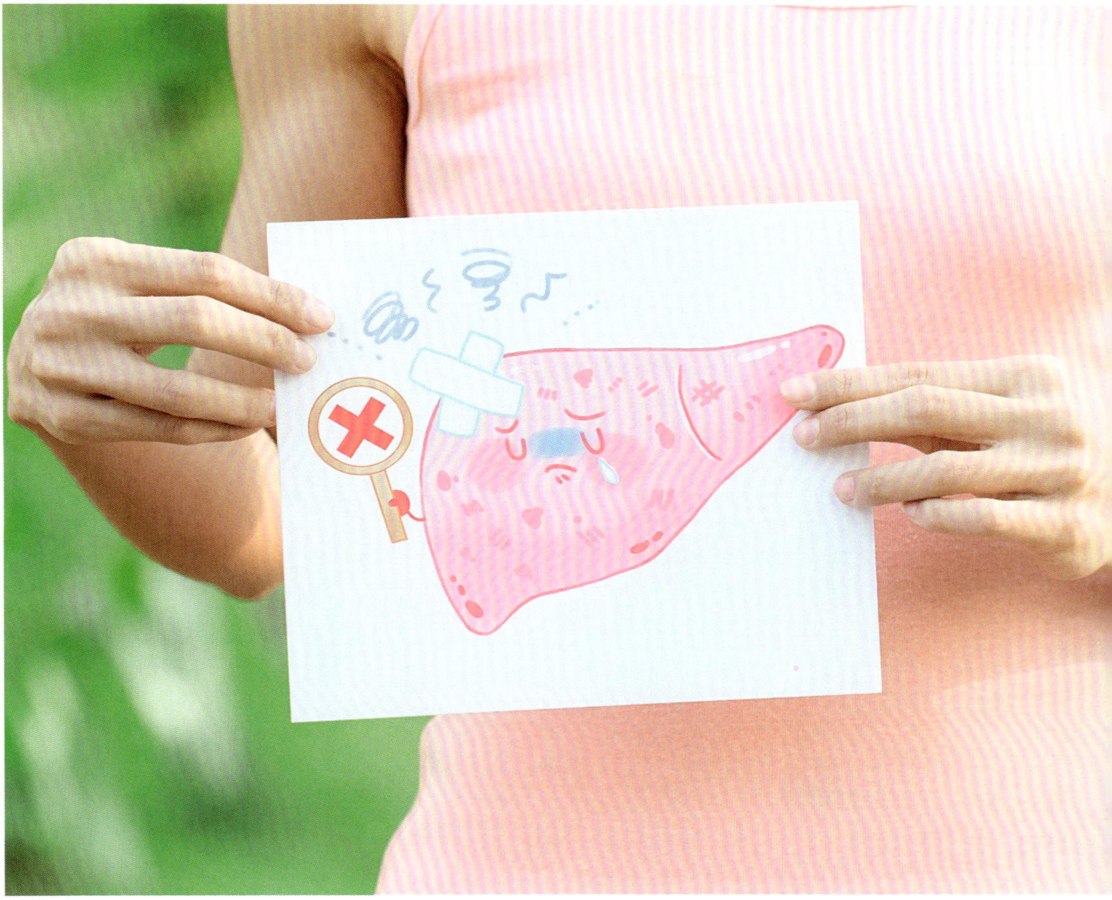

Meldet sich die sonst zurückhaltende Leber, ist es höchste Zeit für Unterstützung.

Lebern in jungen Jahren gegeben – auch wenn nie übermäßiger Alkoholgenuss ein Thema war. Fast alle Begriffe mit „syrup" und „corn" (also Mais) sollten die Alarmglocken klingeln lassen – auf diese Produkte besser verzichten. Dadurch können wir die immer dreister werdende Essens-Industrie vielleicht ein wenig in die Schranken weisen, zum Schutz unserer Leber und damit zur Gesunderhaltung vieler Vorgänge unseres Körpers.

ANHALTENDER STRESS LÄSST DIE LEBER LEIDEN

Auch Stress belastet die Leber: Ein dauerhaft erhöhter Spiegel des Stresshormons Cortisol fördert die Fetteinlagerungen. Je mehr Cortisol vorhanden ist, desto weniger Fett wird in der Leber verstoffwechselt.

LEBERKOMPRESSE 1 „LEBERFREUNDLICHER GIN-TONIC“

Zum Glück haben wir einige Naturdüfte, mit denen wir diesem fleißigen, sehr unterschätzten Organ ein kleines Dankeschön überreichen können.

2 💧 Wacholder
2 💧 Limette
1 💧 Rosmarin Ct. Verbenon

Etwas Bio-Olivenöl auf die Handinnenfläche geben, mit den ätherischen Ölen vermischen und unter den rechten Rippenbogen reiben. Idealerweise mit einem feuchtwarmen Tuch abdecken und 10 Minuten damit entspannen. Wenn möglich, eine Woche lang jeden Tag anwenden.

LEBERKOMPRESSE 2 „DIE LAUS AUF DER LEBER VERTREIBEN“

Das stillste Organ kann mit dieser Kompresse in der Fastenzeit, bei Migräne oder bei allgemeinem Unwohlsein verwöhnt werden.

1 EL Sesamöl
2 💧 Rosmarin Ct. Verbenon
2 💧 Karottensamen
2 💧 Zitrone

Diese Mischung auf ein Kompressentuch geben und auf die Leber auflegen. Unterstützend kann eine feuchtwarme Kompresse und ein warmes Kirschkernkissen darübergelegt werden. Dauer: ca. 15–20 Minuten, danach ½ Stunde nachruhen.

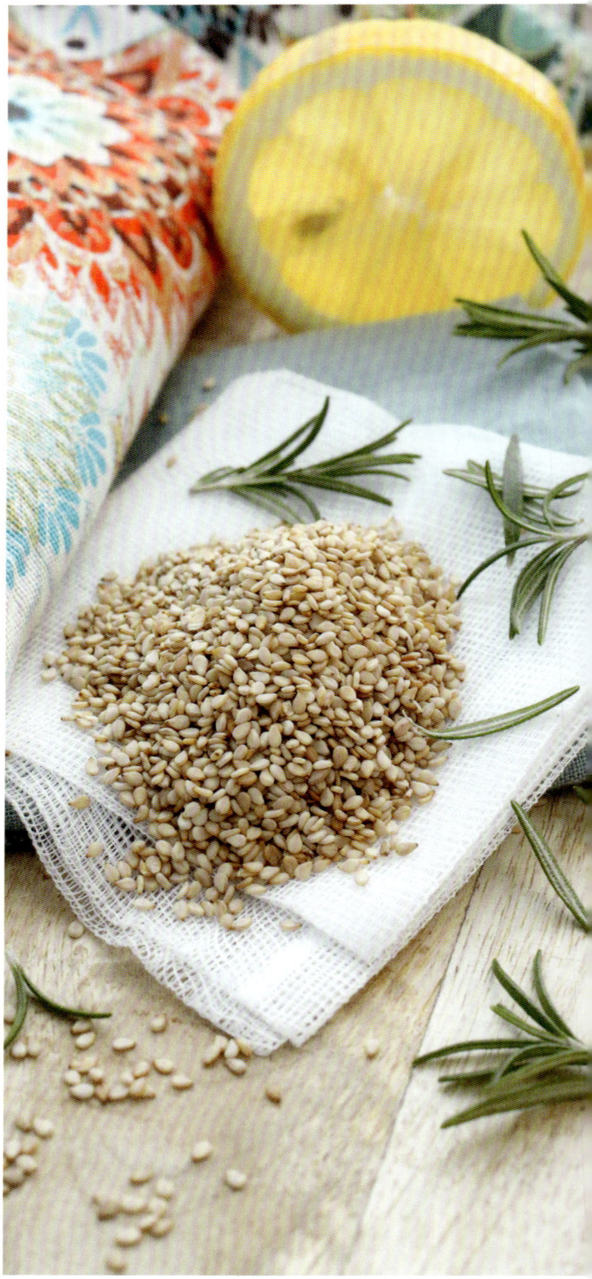

Wärmendes Sesamöl und die drei Leberdüfte verwöhnen das stille Organ.

Blut – mal wallend-hitzig, mal vor Angst gefroren

„Ich habe Puls“ oder „Das gibt böses Blut“, so oder so ähnlich drücken Menschen sich beispielsweise aus, wenn sie sich ärgern, aufregen oder streiten. Solche Situationen können das Blut beziehungsweise den Blutdruck ganz schön in Wallung bringen.

Erschrickt man oder hat extreme Angst, dann kann das Blut sprichwörtlich auch mal „in den Adern gefrieren“. Tatsächlich kann schlagartig aufkommende Panik das Blut teilweise gerinnen lassen und damit sogar lebensbedrohliche Blutgerinnsel begünstigen. Für unsere Vorfahren hatte diese blutverdickende Wirkung jedoch auch ihre Vorteile: Durch die raschere Blutgerinnung bei Verletzungen, beispielsweise durch einen Kampf, wurde die Blutung schnell gestoppt, und die Überlebenschance war sicherlich viel größer.

Unterstützende ätherische Öle

Angst, Panik, Wut und auch Ärger können mithilfe einiger ätherischer Öle in Schach gehalten werden. Eines der besonders angstlösenden ätherischen Öle ist sicherlich das fein zitronig duftende Melissenöl. Es gilt als „herzstärkend“ im Sinne von beruhigend und leicht die Herzfrequenz senkend. Das ätherische Öl der Römischen Kamille hilft, Wutgefühle zu zügeln, Angst zu mindern und gelassener zu reagieren.

Melissenöl wurde bereits wissenschaftlich durchleuchtet: Herzpatienten mit Angst, Stress und Schlafproblemen reagierten positiv auf Melissen-Anwendungen. Kommt das Blut zu sehr in Wallung, sprich: Kommt es zu Bluthochdruck-Attacken, dann kann eine Mischung aus dem wertvollen Nardenwurzelöl, Ylang Ylang und Lavendel den Blutdruck sanft in ruhigere Gewässer lenken.

Ätherische Öle sind jedoch nicht zur Therapie von erheblich erhöhtem Blutdruck geeignet, da dieser Effekt immer nur wenige Stunden anhält.

WAS SAGT DIE WISSENSCHAFT?

Eine Gruppe Bonner Forscher untersuchte Angstpatienten und verglich die Blutgerinnung von 31 Menschen, die unter einer sehr ausgeprägten Form einer Panikstörung oder einer sozialen Phobie litten, mit einer gesunden Kontrollgruppe. Bei den Angstpatienten neigte das Blut zum Verdicken, bei der Vergleichsgruppe konnte dies nicht beobachtet werden. Die verstärkte Gerinnungsleistung könnte der Grund sein, warum Angstpatienten statistisch gesehen ein drei- bis viermal höheres Risiko haben, an einer Herzerkrankung zu versterben.

FÜR DIE SANFTE REGULATION DES BLUTDRUCKS:

- Ylang Ylang
- Römische Kamille
- Neroli und Petit Grain
- Majoran
- Sandelholz

Als Begleitung zu anderen Maßnahmen sind bestimmte ätherische Öle dennoch besonders gut geeignet, man inhaliert sie beispielsweise mehrfach täglich aus einem Inhalierstift, benutzt sie in einem Raumspray und/oder macht ein abendliches Fußbad damit.

Grundsätzlich wirken fast alle Öle, die reich an Monoterpen-Estern sind, stark entspannend und damit auch oft leicht blutdrucksenkend im Sinne von regulierend, das heißt, eine Tendenz zu niedrigem Blutdruck wird nicht verschlimmert.

ACHTUNG:

Ätherische Öle sind nie ein Ersatz für ärztlich angeordnete Medikamente!

SILENCE-PULSÖL

Mit dieser Akut-Mischung konnten wir bereits vielen Menschen helfen, ihren Puls samt erhöhtem Blutdruck in gute Werte zu verwandeln.

5 ml Jojobaöl
je 2 Tropfen Lavendel, Narde, Ylang Ylang

Beim Verspüren des Herzschlages, also in angespannten Situationen, einige Tropfen auf den Unterarmen verreiben und möglichst auch etwas unter die Nase zum Einatmen geben.

SILENCE-KÖRPERÖL

Diese extrem entspannende Körperölmischung verhilft zu mehr Gelassenheit in Zeiten von belastendem Druck und Anspannung.

50 ml Mandelöl
4 Tropfen Petit Grain
3 Tropfen Bergamottminze
3 Tropfen Jasmin
2 Tropfen Zeder
2 Tropfen Vetiver

Bei Bedarf am ganzen Körper einreiben, mindestens an den Innenarmen.

EXTRA-TIPP: BLUTDRUCK SENKEN

Die Einnahme von Arginin, einem Eiweißbaustein, kann leicht erhöhten Blutdruck wirksam regulieren. Dazu täglich ein gutes Präparat mit Coenzym Q10 einnehmen (Ubichinon und in reduzierter Form Ubichinol). Die zu erwartende Blutdrucksenkung beträgt 11–17 mmHg für den systolischen und 8 mmHg für den diastolischen Blutdruck, bei Dosierungen von 60–200 mg/Tag. Lebensmittel, die dem erhöhten Blutdruck guttun: Knoblauch, Rote Bete, Grapefruit, Haferflocken, Kiwi, dunkle Schokolade.

Erfahrungsbericht

Melissenöl-Anwendung bei starker Tachykardie

EINE PFLEGEFACHKRAFT UND EXPERTIN FÜR AROMAPFLEGE konnte in ihrer Einrichtung einem Patienten mit ausgeprägter Tachykardie (zu schnellem Herzschlag) helfen, als alle üblichen Maßnahmen und Medikamente bei ihm nicht zufriedenstellend wirkten.

Er war sehr unruhig und litt unter übermächtiger Angst, gleichzeitig hatte er einen stark unregelmäßigen Herzschlag von bis zu 160 Schlägen pro Minute. Die üblichen Medikamente konnten die Herzfrequenz nur auf 125 senken. Zusätzlich war er durch COPD (eine chronische Erkrankung der Lunge) sehr kurzatmig, was die Angst und damit die Unruhe weiter verstärkte.

Der Patient erhielt nun eine Fußeinreibung mit einer Melissenölmischung, mit dem Hinweis, dass er dadurch besser zur Ruhe kommen könne und ihm das Durchatmen mit aller Wahrscheinlichkeit leichter falle. Er nahm dieses „Wohlfühl"-Angebot sehr gern an. Durch die Überwachung am Monitor konnten die Pflegenden eindrucksvoll miterleben, wie seine Herzfrequenz sank: von 125 bei Beginn der Einreibung auf 92 bereits nach fünf Minuten! Der Patient schlief sogar während der Fußeinreibung ein. Nach etwa 40 Minuten schlug sein Herz wieder in einem normalen Rhythmus von 84.

MELISSENÖL-FUSSEINREIBUNG

20 ml Mandelöl
10 💧 Melisse 10 %

Diese Mischung kann sowohl auf die Fußsohlen massiert oder punktuell auf die Pulse mehrmals täglich aufgetragen werden. Im Akutfall ist eine Anwendung alle 30 Minuten möglich.

Aus der Haut fahren – Haut im Stress

Etwas „berührt" mich sehr. Strapazen gehen uns buchstäblich „unter die Haut". Da könnte man doch glatt „aus der Haut fahren". Solche oder ähnliche Äußerungen kommen Ihnen sicherlich bekannt vor. Auch wenn wir oft behaupten, „das juckt mich nicht", sieht die Realität doch anders aus.

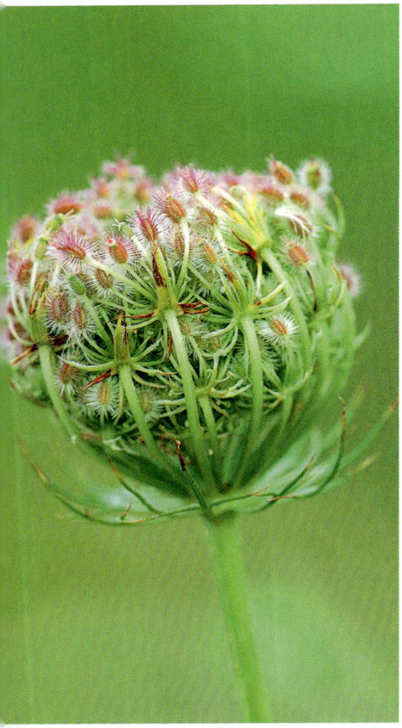

Die „kratzigen" Samen der Wilden Möhre helfen bei Juckreiz und anderen unerfreulichen Hauterscheinungen.

Die Haut ist nicht nur Schutzorgan, sondern verrät unserem Gegenüber auch sehr viel über uns: Entspannung, Wut, Schamesröte, Nervosität und mehr. Jede Menge Rezeptoren sorgen dafür, dass Empfindungen wie beispielsweise Schmerzen, Kälte oder Wärme über Nervenbahnen ans Gehirn weitergeleitet werden.

Man könnte also sagen, die Haut ist eine Art Zweigstelle des Gehirns, denn Haut, Gehirn und Nervensystem entstehen beim Embryo aus dem gleichen Keimblatt, dem Ektoderm. Nervenenden ragen in die Haut hinein und haben direkten Kontakt zu den Abwehrzellen der Haut. Sie sorgen auch für die Ausschüttung von Botenstoffen. Besonders Hautkrankheiten wie Schuppenflechte und Neurodermitis zeigen, wie eng Haut und Psyche miteinander verbunden sind, denn sie treten oft schubweise auf, insbesondere wenn die Seele in Aufruhr ist.

Die Rolle der ätherischen Öle

Die Haut als „Spiegelbild der Seele" ist durch ätherische Öle ungewöhnlich gut zu beeinflussen. Das liegt an der Vielseitigkeit mancher dieser Öle, die die Psyche positiv beeinflussen und gleichzeitig sehr stark zur Heilung der Haut beitragen können. Über die Haut erreichen ätherische Öle sehr schnell das Innere des Körpers – sie hangeln sich gewissermaßen an den

UNSERE HAUT ALS SPIEGEL DER SEELE

Psychische Belastungen können Hauterkrankungen verschlimmern, was sich zusätzlich negativ auf das Wohlbefinden auswirkt. Psychosomatische Behandlungsansätze vermögen den Teufelskreis zu durchbrechen; die Unterstützung durch ätherische Öle kann wie Balsam für Haut und Nervensystem sein.

Zellwänden entlang in immer tiefere Schichten. Dort, wo sich viele Schweiß- und Talgdrüsen befinden, wird dieser Vorgang beschleunigt.

Manchmal genügt es auch, sich bei der Behandlung zunächst auf die Psyche zu konzentrieren. Die störenden Hautprozesse kommen dann meist automatisch wieder ins Lot.

Chronischer Stress bringt uns aus der Balance

Mediziner und Psychologen sagen, dass chronischer Stress die körpereigene Abwehr in eine Schieflage bringen kann. Dies tritt besonders stark auf, wenn geeignete Stressbewältigungs-Strategien fehlen.

Geraten Menschen in eine stressige Situation, reagieren Nerven-, Hormon- und Immunsystem mit einem komplizierten Anpassungsmechanismus. Es werden vermehrt Stresshormone wie Noradrenalin und Adrenalin ausgeschüttet, die den Herzschlag und den Blutdruck erhöhen und uns auf eine eventuelle Flucht vorbereiten. Zusätzlich setzen die Hormone Entzündungsprozesse in Gang. Zellen des Immunsystems wandern aus dem Blut ins Gewebe, um dort potenzielle Krankheitserreger zu attackieren.

Kurz danach kommt das bereits beschriebene Hormon Cortisol ins Spiel. Es taucht leider immer auf, wenn die Anforderungen des Lebens für uns zu viel werden und sich dies in körperlichen Beschwerden niederschlägt. Eine der Aufgaben des Cortisols besteht darin, die durch Adrenalin und Noradrenalin verursachten Entzündungen wieder zurückzufahren. Durch chronische Belastungen kann sich die Balance dieser beiden Stressreaktionen verschieben, was dazu führen kann, dass der Körper irgendwann nicht mehr genug Cortisol produziert. Also werden die aus den psychischen Strapazen resultierenden Entzündungen irgendwann nicht mehr gedämpft – ein Freifahrtschein für Neurodermitis und Co.!

HAUTPFLEGENDE ÄTHERISCHE ÖLE:

- Lavendel
- Ho-Blätter
- Rosenholz
- Sandelholz
- Rose
- Weihrauch
- Petit Grain
- Palmarosa
- Zeder
- Benzoe
- Rosengeranie
- Ylang Ylang
- Iris
- Karottensamen
- Neroli
- Patchouli

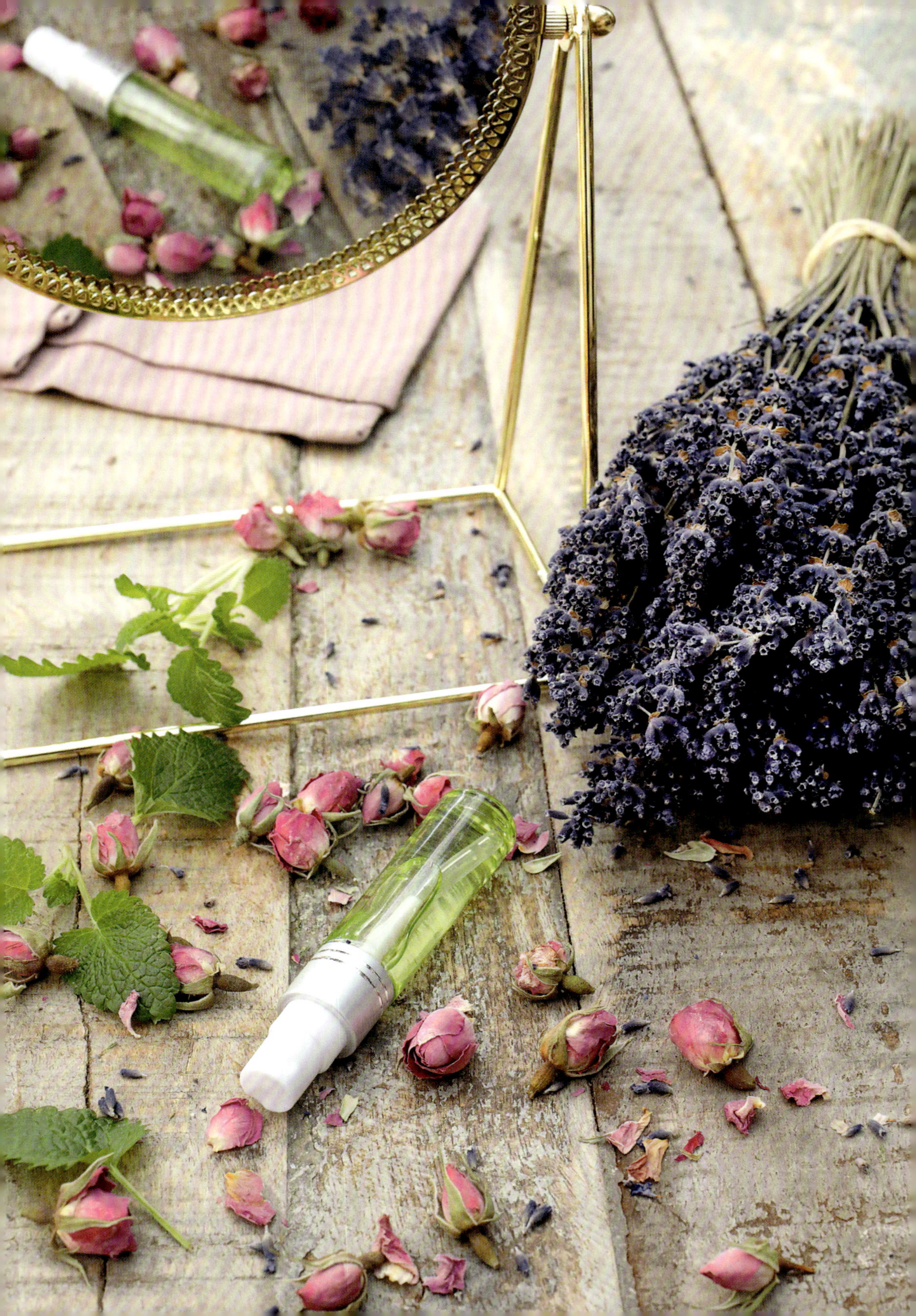

HAUTÖL „HAUT-BALANCE“

Gerät die Haut aus dem Takt und meldet sich mit Juckreiz oder Ekzemen, dann sind Karottensamen- und Manukaöl ein Muss in jeder Mischung.

30 g Sheabutter
20 ml Nachtkerzenöl
3 💧 Karottensamenöl
3 💧 Manuka
3 💧 Rose 10 %

Gereizte Hautstellen hauchdünn damit pflegen, vorher mit Rosenhydrolat befeuchten.

HAUTPFLEGE BEI JUCKREIZ

Neurodermitis oder Schuppenflechte als Hilferuf der Seele: Dann ist das ätherische Öl der Cistrose genau richtig.

30 ml Mandelöl
20 ml Hanföl
3 💧 Cistrose
3 💧 Lavendel
3 💧 Immortelle
1 💧 Patchouli

Juckende Hautpartien (z. B. bei Neurodermitis oder Schuppenflechte) täglich damit einreiben.

Wer seine Haut mit Lavendel und Rose verwöhnt, wird über den Erfolg erstaunt sein.

HAUTSPRAY „STRESSLESS“

Wer ölige Mischungen ablehnt, kann sich eventuell mit diesem Hydrolate-Spray anfreunden.

20 ml Rosenhydrolat
20 ml Lavendelhydrolat
10 ml Melissenhydrolat

Bei gestresster, juckender Haut die betroffenen Areale damit einsprühen.

RIECHSTIFT „ABGRENZUNG“

Wenn Hautprobleme durch misslungene Abgrenzung gegenüber anderen entstehen, können Düfte die nötige Distanz schaffen.

2 💧 Wacholder
2 💧 Zitrone
1 💧 Patchouli

Auf das Zellstoffröllchen des Inhalierstiftes oder ein Papiertaschentuch geben und bei Bedarf mindestens 2 Minuten tief inhalieren.

HAARWASSER „HAARE IN HÜLLE UND FÜLLE“

Es ist zum Haareraufen! Wenn es zu stressbedingtem Haarausfall kommt, stärken Zeder und Rosmarin die geschwächten Haarwurzeln.

40 ml Rosmarinhydrolat
10 ml Wodka
4 💧 Rosmarin Ct. Cineol
4 💧 Zeder
2 💧 Ylang Ylang

Einmal täglich auf die Kopfhaut sprühen und sanft einmassieren.

Die Haltung verlieren – Schmerzen in Gelenken und Muskeln

Die Körperhaltung von Menschen kann viel über deren seelische Tiefschläge oder Niederlagen aussagen. „Nackenschläge“ oder die berühmten „Schläge in die Magengrube“ können uns regelrecht körperliche Schmerzen verursachen.

Dehnungsübungen und ätherische Öle helfen, Spannungen abzubauen und wieder Stabilität zu erlangen.

Ein alter Wunsch der Menschen ist es, Halt und Geborgenheit in einem Lebenspartner zu finden. Werden wir enttäuscht, verlieren wir gern mal die Haltung. Kann seelischer Schmerz also körperliche Schmerzen hervorrufen?

Dauerstress, Angst, Gefühle von Einsamkeit und Hilflosigkeit führen zu unterschiedlichsten körperlichen Reaktionen: Sie belasten zum Beispiel den Stoffwechsel, das Immunsystem und die Organe, sie stören den Schlaf und führen zu einer Verkrampfung der Muskulatur und damit auch zu Schmerzen.

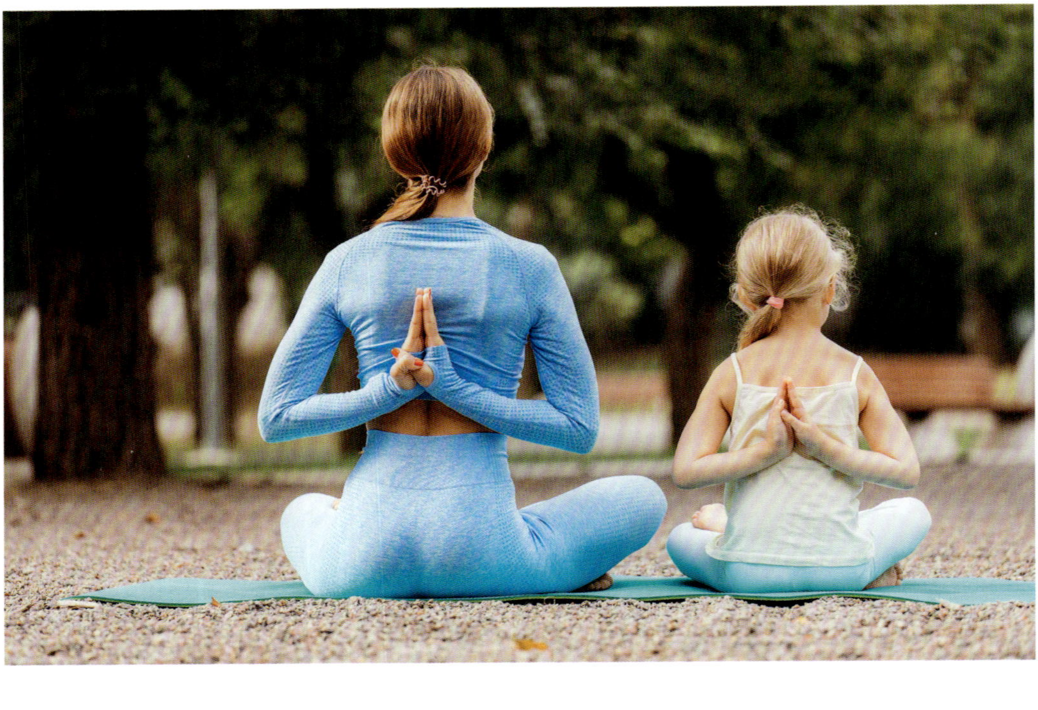

Dauerspannung und emotionale „Nackenschläge"

Wartet man gespannt auf etwas oder jemanden, fühlt man sich wie „auf die Folter gespannt" oder befindet sich permanent „auf dem Sprung", verändern sich Herzschlag und Muskeltonus gegenüber dem Zustand von Gelassenheit. Eine kurzzeitige Anspannung stellt kein großes Problem dar, hält dieser Spannungszustand jedoch an, können auf Dauer Schmerzen in Muskulatur und Bewegungsapparat die Folge sein. Laden Menschen sich zu viel auf, sind die Dinge kaum zu schultern. Nicht selten machen sich solche seelischen Überlastungen im Hals-Nacken-Bereich bemerkbar. Etwa 30 % der Bevölkerung ist von Schulterschmerzen betroffen.

Sicherlich sind nicht alle Schmerzen des Bewegungsapparates auf die Psyche zurückzuführen, auch der moderne Lebensstil mit zu wenig Bewegung, falscher Haltung und stundenlangem Sitzen vorm Computer, Übergewicht und vieles mehr tragen ihren Teil dazu bei. Dennoch sollte man bei häufigen Beschwerden auch die psychische Komponente nicht „auf die leichte Schulter nehmen".

Ein Bericht aus eigener Erfahrung ...

Ein persönliches Erlebnis zeigte einer von uns, wie schnell ein emotionaler Schlag in den Nacken sie buchstäblich aus dem Gleichgewicht brachte: „Nach einem sehr emotionalen Telefonat hatte ich das Gefühl, mein Kopf falle mir von den Schultern, mein Nacken schmerzte augenblicklich. Meine Intuition ließ mich nach dem ätherischen Öl der Angelikawurzel greifen, für mich eines der wichtigsten ätherischen Öle, wenn es um Haltung und seelische Stabilität geht. Eine Einreibung mit 1 TL Johanniskrautöl und 5 Tropfen Angelikawurzel stabilisierte meine Seele, und meine Schmerzen verschwanden nach weniger als zwei Stunden wieder."

KÖRPERÖL „BLEIB LOCKER"

Tiefgreifende Lockerungsmaßnahmen für die Muskulatur führen oft auch zum Loslassen der Seele, der ganze Mensch kann wieder befreit aufatmen.

50 ml Johanniskrautöl
5 Tropfen Majoran
5 Tropfen Cajeput
5 Tropfen Pfeffer
5 Tropfen Wacholder

Bei Muskelkrämpfen und Schmerzen durch verhärtete Muskulatur eine Handvoll auf die betroffenen Stellen auftragen, evtl. sanft einmassieren und mit einer Wärmflasche bedecken.

KÖRPERÖL „WÄRMENDE ENTSPANNUNG"

Manche Bestandteile von ätherischen Ölen sprechen die Wärmerezeptoren auf unserer Haut an, sodass dieses wohlige Gefühl für Schmerzlinderung sorgt.

50 ml Johanniskrautöl
5 Tropfen Kardamom
5 Tropfen Lavendel
5 Tropfen Wintergrün
5 Tropfen Mandarine

Bei Muskelkrämpfen und Schmerzen durch verhärtete Muskulatur eine Handvoll auf die betroffenen Stellen auftragen, evtl. sanft einmassieren und mit einer Wärmflasche bedecken.

KÖRPERÖL „HALT UND GEBORGENHEIT"

Bei diffusen Schmerzen wie z. B. Fibromyalgie muss – genau wie bei „schulmedizinischen" Maßnahmen – die Seele gestreichelt und aufgebaut werden.

50 ml Johanniskrautöl
5 Tropfen Tonka Extrakt
8 Tropfen Cajeput
3 Tropfen Zeder
4 Tropfen Orange
5 Tropfen Bergamottminze

Bei Muskelkrämpfen und Schmerzen durch verhärtete Muskulatur eine Handvoll davon auf die betroffenen Stellen auftragen, evtl. sanft einmassieren und mit einer Wärmflasche bedecken.

Tipp: Vor dem Vollbad den ganzen Körper mit der Mischung einreiben, dann ins warme Wasser steigen und circa 15–20 Minuten baden.

OXYTOCIN – EIN KUSCHELHORMON HILFT AUCH BEI SCHMERZEN

Berührungen wie sanftes, langsames Streicheln führen zur Ausschüttung des Botenstoffes Oxytocin und verändern die Empfindlichkeit für Endorphine, körpereigene Schmerzmittel. Stresshormone werden abgebaut, Atmung und Herzschlag verlangsamen sich.

Eine Studie zeigte über Speicheltests, dass nach einer olfaktorischen Stimulation mit ätherischen Ölen (etwa Rose, Orange, Lavendel, Römische Kamille, Ylang Ylang) die Oxytocin-Konzentration erhöht war.

Die Öle von schwarzem Pfeffer und Kardamom duften nicht nur würzig, sie sind wärmende Helfer bei Schmerzen.

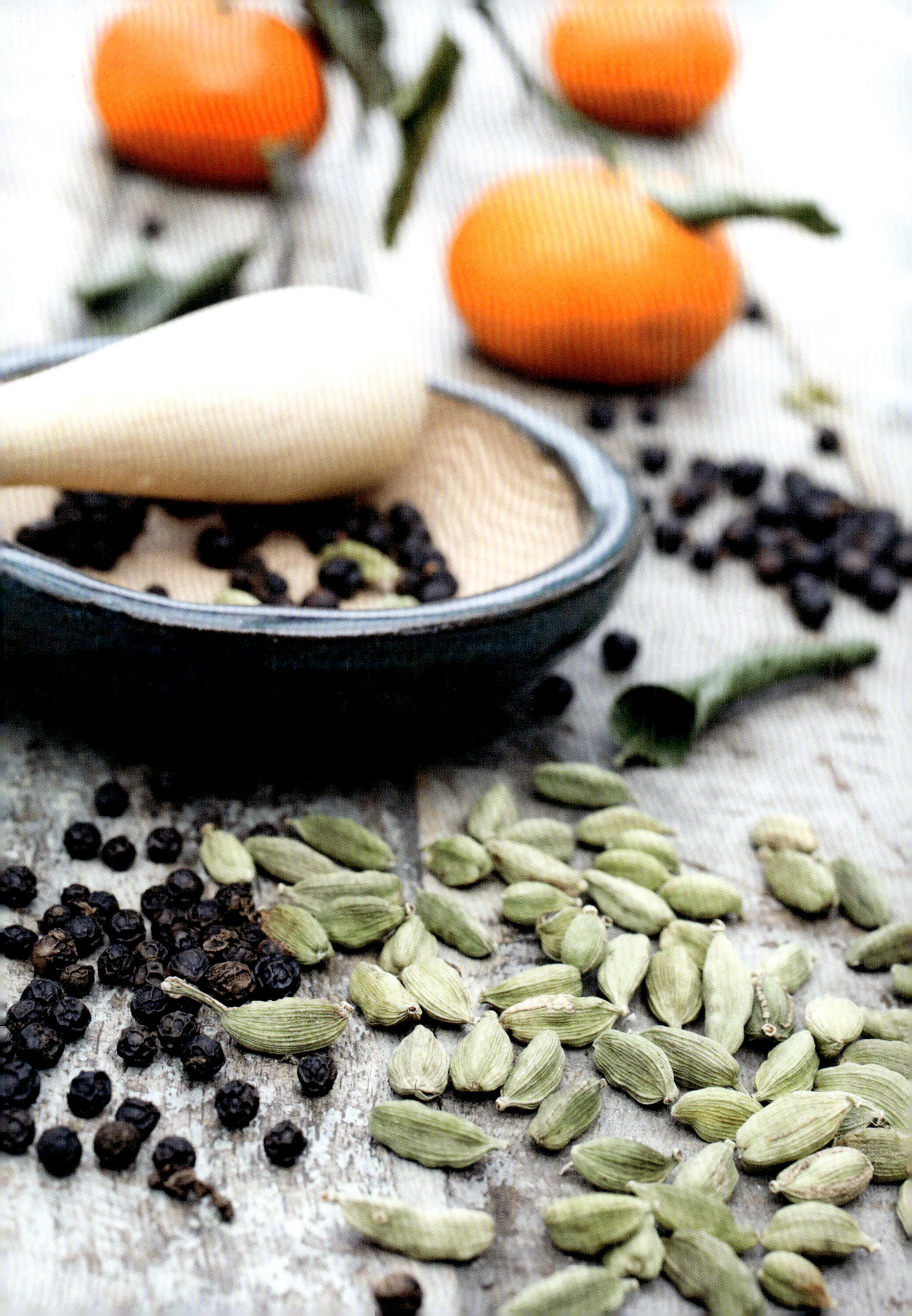

Tinnitus – die belastende Geräuschkulisse

Ohrgeräusche wie Pfeifen, Summen, Brummen oder gar Zischen: Fast jeder hat diese Geräusche schon einmal kennengelernt. Im Normalfall verschwinden sie nach kurzer Zeit von selbst wieder. Bleiben sie als ungebetene Töne jedoch auf Dauer, spricht man von Tinnitus (lat. *tinnire* = klingen oder klimpern).

FÖRDERN DURCHBLUTUNG UND ENTSPANNUNG:

- Römische Kamille
- Bergamotte
- Lavendel
- Bergamottminze
- Petit Grain Mandarinier
- Jasmin
- Tonka Extrakt
- Cajeput
- Rosmarin Ct. Cineol

Leider sind die Ursachen nicht eindeutig geklärt, es können Durchblutungsstörungen, dauerhafte Lärmbelastung und chronischer Stress verantwortlich sein.

Neben schulmedizinischer Begleitung bieten aromatherapeutische Anwendungen in Form von Massagen, Riechstiften, Einreibungen, Entspannungsbädern eine ganzheitliche Unterstützung.

Wir empfehlen besonders ätherische Öle, die eine durchblutungsfördernde, psychisch entspannende, entkrampfende Wirkung zeigen.

Wenn uns etwas aus dem Gleichgewicht bringt

Tinnitus geht oft mit Drehschwindel einher. In beiden Fällen sind Bereiche des inneren Ohres betroffen. Bei Schwindel kommt oft vieles zusammen. Werden beispielsweise Statine (Mittel zur Cholesterinsenkung) genommen? Diese stören auch vieles andere im Bereich des Fettstoffwechsels, auch die fettartigen Hüllen der Nervenzellen, so kann Schwindel verursacht werden. Gehören Blutdruckmedikamente zur täglichen Routine? Diese können auch eine Ursache sein. Besteht ein Mangel an essenziellen Fettsäuren? Diese fehlen fast allen Menschen in westlichen Ländern. Dieser Mangel sorgt für Entzündlichkeiten und führt damit zu Schwellungen, die im Innenohr und Gleichgewichtsorgan Probleme verursachen können. Es sollten kurmäßig hochwertige Omega-3-Produkte eingenommen werden. Es ist sinnvoll, vorher einen Fettsäure-Status machen zu lassen (Apotheke).

Die seelische Seite des fehlenden Gleichgewichtes können wir oft im Gespräch heraushören: Wenn beispielsweise öfters das Wort „zu“ fällt (im Sinne von zu hoch, zu dick, zu rot, zu

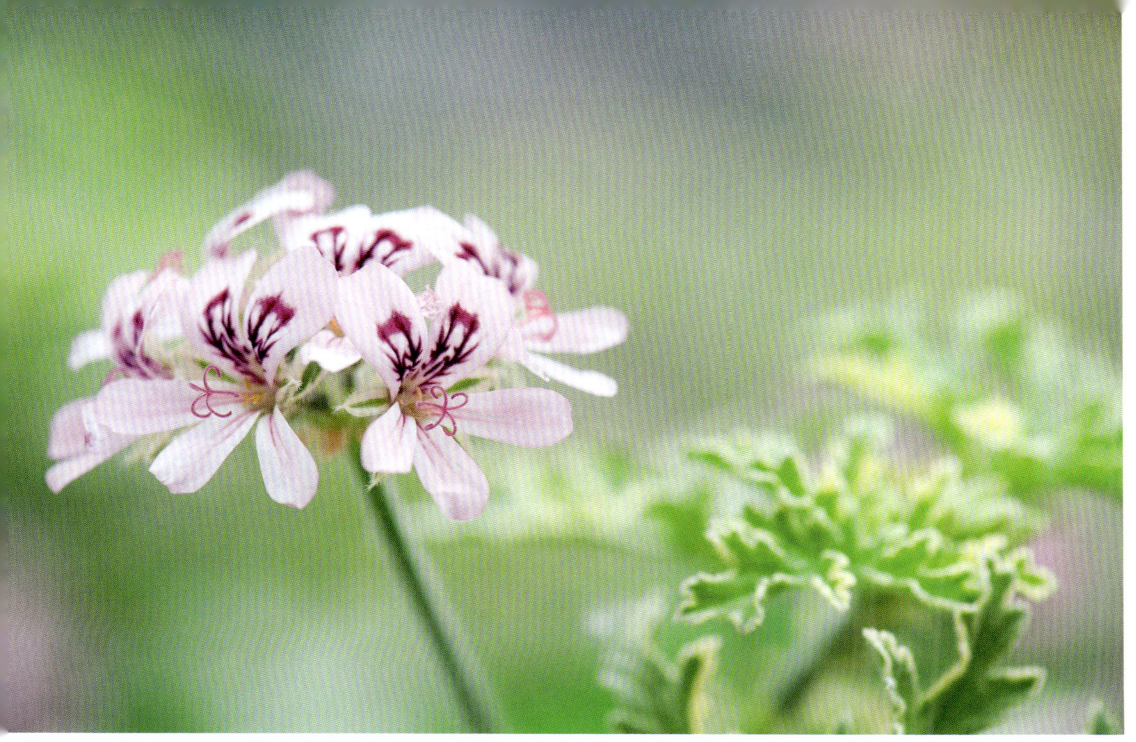

Die Blätter der Rosengeranie schenken uns ein stark ausgleichend wirksames ätherisches Öl, das fein rosig duftet.

angespannt), stammt der Symptomen-Komplex vermutlich aus einer Dysbalance. Irgendetwas ist gründlich aus dem Lot geraten. Auch die Körpersprache kann dieses Nicht-in-seiner-Mitte-Ruhen andeuten. In diesem Falle können die Öle von Rosengeranie und Basilikum sehr hilfreich sein. Einfach in der Rezeptur „Flüsterpost" Cajeput durch Rosengeranie austauschen und Jasmin durch Basilikum.

ROLL-ON „FLÜSTERPOST"

Der volle Duft des Jasmins erinnert uns an die Fülle des Lebens, die manchmal verloren geht. Damit können wir wieder tief in uns hineinlauschen.

10 ml Jojobaöl
2 💧 Petit Grain
2 💧 Mandarine
2 💧 Cajeput
1 💧 Römische Kamille
1 💧 Jasmin

In angespannten und lauten Situationen etwas davon auf die Unterarme reiben.

RIECHSTIFT „STILLE AUSZEIT"

Eine wahre Auszeit bedeutet eher Stille als Ablenkung, blumig feine Düfte unterstützen das Abtauchen ins Ich.

4 💧 Bergamottminze
2 💧 Tonka Extrakt
2 💧 Römische Kamille
1 💧 Rosengeranie

Auf das Zellstoffröllchen des Riechstiftes träufeln, bei Bedarf mehrfach tief einatmen.

Service

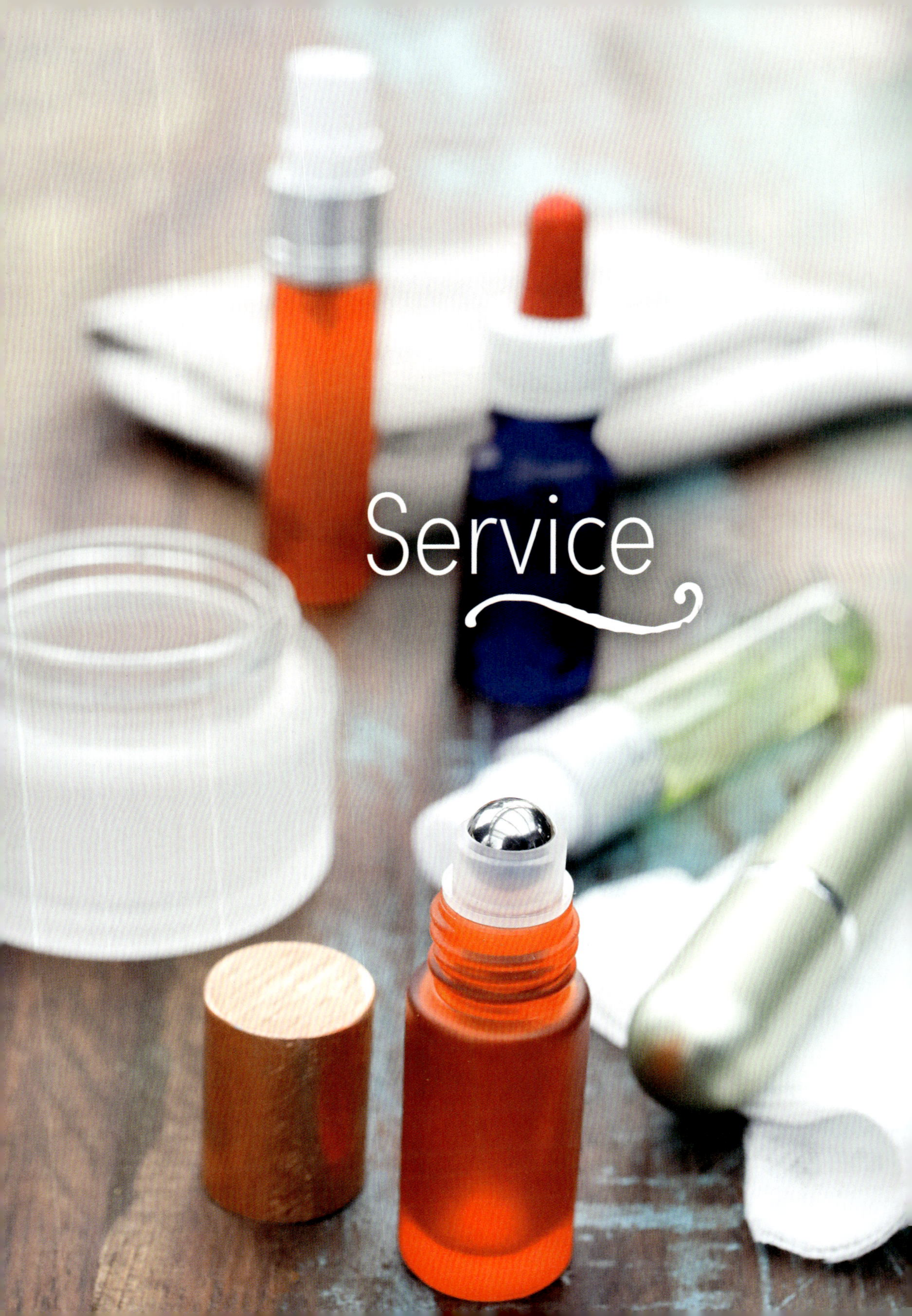

Zum Vertiefen

Studien – das sagt die Wissenschaft

> Antonelli M, Donelli D, Barbieri G, Valussi M, Maggini V, Firenzuoli F. Forest Volatile Organic Compounds and Their Effects on Human Health: A State-of-the-Art Review. Int J Environ Res Public Health. 2020 Sep 7; 17(18): 6506

> Boesveldt S, Yee JR, McClintock MK, Lundström JN. Olfactory function and the social lives of older adults: a matter of sex. Sci Rep. 2017 Mar 22; 7: 45118

> Ghazizadeh J, Hamedeyazdan S, Torbati M, Farajdokht F, Fakhari A, Mahmoudi J, Araj-Khodaei M, Sadigh Eteghad S. Melissa officinalis L. hydro-alcoholic extract inhibits anxiety and depression through prevention of central oxidative stress and apoptosis. Exp Physiol. 2020 Apr; 105(4): 707–720

> Haze S, Sakai K, Gozu Y. Effects of fragrance inhalation on sympathetic activity in normal adults. Jpn J Pharmacol 2002; 90: 247–253

> Hozumi H, Hasegawa S, Tsunenari T, Sanpei N, Arashina Y, Takahashi K, Konnno A, Chida E, Tomimatsu S. Aromatherapies using Osmanthus fragrans oil and grapefruit oil are effective complementary treatments for anxious patients undergoing colonoscopy: A randomized controlled study. Complement Ther Med. 2017 Oct; 34: 165–169

> Karadag E, Samancioglu S, Ozden D, Bakir E. Effects of aromatherapy on sleep quality and anxiety of patients. Nurs Crit Care. 2017 Mar; 22(2): 105–112

> Kasper S, Müller WE, Volz HP, Möller HJ, Koch E, Dienel A. Silexan in anxiety disorders: Clinical data and pharmacological background. World J Biol Psychiatry. 2018 Sep; 19(6): 412–420

> Mitic M, Zrnić A, Wanner J, Stappen I. Clary Sage Essential Oil and Its Effect on Human Mood and Pulse Rate: An in vivo Pilot Study. Planta Med. 2020 Oct; 86(15): 1125–1132

> Schneider R. Natural Odor Inhalers (AromaStick®) Outperform Red Bull® for Enhancing Cognitive Vigilance: Results From a Four-Armed, Randomized Controlled Study. Percept Mot Skills. 2021 Feb; 128(1): 135–152

> Schneider R, Singer N, Singer T. Medical aromatherapy revisited – Basic mechanisms, critique, and a new development. Hum Psychopharmacol. 2019 Jan; 34(1): e2683

> Seifritz E, Schläfke S, Holsboer-Trachsler E. Beneficial effects of Silexan on sleep are mediated by its anxiolytic effect. J Psychiatr Res. 2019 Aug; 115: 69–74

> Tarumi W, Shinohara K. The Effects of Essential Oil on Salivary Oxytocin Concentration in Postmenopausal Women. J Altern Complement Med. 2020 Mar; 26(3): 226–230

> Watson K, Hatcher D, Good A. A randomised controlled trial of Lavender (Lavandula angustifolia) and Lemon Balm (Melissa Officinalis) essential oils for the treatment of agitated behaviour in older people with and without dementia. Complement Ther Med. 2019 Feb; 42: 366–373

> Yap WS, Dolzhenko AV, Jalal Z, Hadi MA, Khan TM. Efficacy and safety of lavender essential oil (Silexan) capsules among patients suffering from anxiety disorders: A network meta-analysis. Sci Rep. 2019 Dec 2; 9(1): 18042

> Zhang N, Yao L. Anxiolytic Effect of Essential Oils and Their Constituents: A Review. J Agric Food Chem. 2019 Dec 18; 67(50): 13790–13808

Bezugsquellen

Ätherische Öle, Hydrolate, fette Öle, Vernebler und mehr

Bahnhof Apotheke in Kempten/Allgäu
www.bahnhof-apotheke.de
ätherische Öle, Hydrolate ohne Alkohol, fertige Aromapflegemischungen, Wickel-Hausapotheke

Bergila
www.bergila.com
kleine, aber feine Auswahl ätherischer Öle, besonders Latschenkiefer, Wacholder und Zirbelkiefer

Bio Planète: Ölmühle Moog
www.bioplanete.com
Pflanzenöle in guter Qualität

Bruno Zimmer
www.brunozimmer.de
Pflanzenöle in guter Qualität und großer Auswahl

Doris Karadar
www.doriskaradar.it
Bio-Hydrolate und eine kleine, aber feine Auswahl ätherischer Öle, Gemmomazerate

Evelyn Deutsch
www.aromapflege.com
ätherische Öle von Farfalla, fertige Aromapflegemischungen, fette Öle, Wickel-Hausapotheke

Farfalla
www.farfalla.eu
ätherische Öle, Hydrolate ohne Alkohol, Melisse 10 %, fette Öle, Naturkosmetik

Feeling
www.feeling.at
ätherische Öle, Hydrolate ohne Alkohol, Salben, elektrische Duftgeräte

Florentia
www.florentia.ch
ätherische Öle, Hydrolate ohne Alkohol, Pflanzenöle, Inhalierstifte aus Glas

Jophiel
www.jophiel-aromaoele.de
ätherische Öle, Hydrolate ohne Alkohol

Maienfelser
www.maienfelser-naturkosmetik.de
riesige Auswahl an ausgefallenen Naturdüften

Neumond
www.neumond.de
ätherische Öle, Aromapflegemischungen für den Pflegebereich

Ölmühle Solling
www.oelmuehle-solling.de
Pflanzenöle, Mischungen und vieles mehr

Oshadhi
www.oshadhi.de
große Auswahl ätherischer Öle und Hydrolate

Primavera
www.primavera.de
ätherische Öle, Pflanzenöle, fertige Aromapflegemischungen für den Pflegebereich, Hydrolate mit Alkohol, elektrische Duftgeräte

Taoasis
www.taoasis.de
ätherische Öle, Duftlampen und Pflanzenöle

ViVere Shop
www.shop-vivere.de
äherische Öle, Hydrolate, Pflanzenöle, Solubol, Roll-ons und weiteres Zubehör

Wachswerk
www.wachswerk.de
Bienenwachswickel und mehr

Wadi
www.etherischeoele.de
ätherische Öle, Hydrolate ohne Alkohol

Ätherische Öle in Lebensmittelqualität

Taoasis
www.taoasis.de
ätherische Öle für die Aromaküche, zertifiziert als Lebensmittel

Vegaroma
www.vegaroma.de
ätherische Öle für die Aromaküche, zertifiziert als Lebensmittel

Cremedosen und anderes Zubehör

Evelyn Deutsch
www.aromapflege.com
Cremedosen, Sprühflaschen, Roll-ons

Rosa Heinz
www.rosa-heinz.de
Cremedosen, Sprühflaschen, Roll-ons

ViVere Shop
www.shop-vivere.de
bunte Roll-ons, Sprüh- und Pipettenflaschen, Aspura-Clips für die Nase, Cremetiegel aus Pappe

Zum Weiterlernen

www.aromapraxis.de
Aromatherapie und Wissenschaft

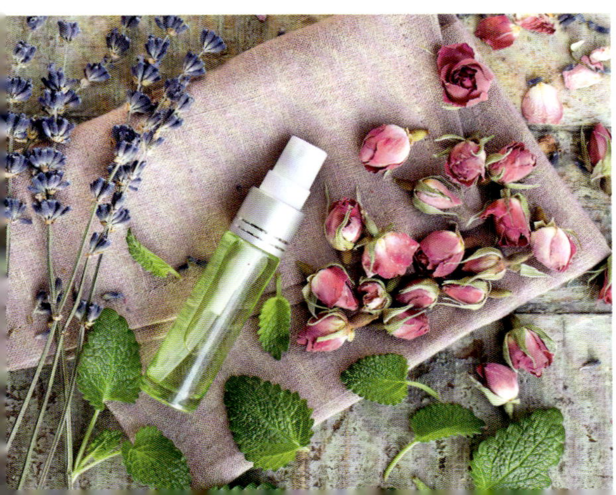

www.shop-vivere.de
Poster, Bücher, Magazine und Webseminare

www.vivere-aromapflege.de
Aus- und Weiterbildung zum Experten für Aromapflege/-therapie
Praktisches Wissen und Rezepturen im online Magazin

Podcast „Aromatherapie für die Ohren"
überall dort, wo es Podcasts gibt

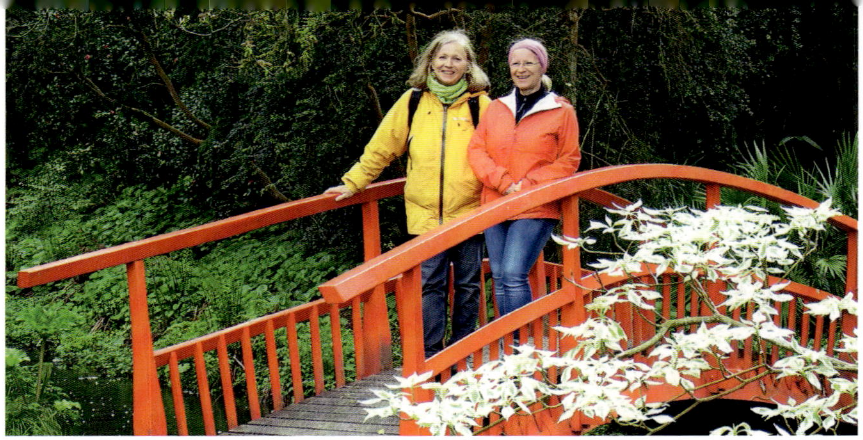

Über die Autorinnen

Sabrina Herber lernte erstes Wissen über die Heilkräfte der Natur schon von ihrer Urgroßmutter. Diese Faszination führte zur Ausbildung in Aromatherapie, seit 2002 leitet Sabrina Herber Fortbildungen für Pflegende. 2008 gründete sie ViVere, ihre Schule für Aromatherapie und Aromapflege im Hunsrück. Seitdem unterrichtet sie sowohl live als auch online Pflegekräfte, Heilpraktiker, Apotheker und Ärzte. Sie hat mehrere Bücher und Fachbeiträge für Pflegende geschrieben. Regelmäßig erscheinen auf ihrer Seite www.vivere-aromapflege.de Beiträge zum Thema Aromatherapie und Aromapflege.

Eliane Zimmermann war bereits als Kind ein „Nasentier“: Eine fast leere Flasche Rasierwasser des Vaters konnte sie trösten, als er verreist war. Folglich absolvierte sie später ihre Ausbildung in Aromatherapie, seit 1992 leitet sie Fortbildungen, zunächst in Wiesbaden und München, seit 2000 inmitten der subtropischen Flora ihrer Wahlheimat im Südwesten Irlands. Im Garten hegt sie duftende Heilpflanzen, am Computer geht sie wissenschaftlichen Studien nach. Aus beiden Passionen entstanden zahlreiche Bücher sowie Fachbeiträge. Darüber hinaus schreibt sie regelmäßig Beitrage im ersten deutschsprachigen Blog über Aromatherapie www.aromapraxis.de.

DANKE

Unser ganz großer Dank geht an Christine Lamontain. Ohne diese engagierte Lehrerin und ihre wunderbaren Kurse hätten wir nicht so anschaulich miterleben können, wie stark Riechstoffe auf das Innerste eines Menschen wirken können. Wir durften vielfach beobachten, was Duft (oder auch subjektiv empfundener Gestank) auslösen kann.

Wir danken auch Regina Franke und Christine Hutschenreuther für das geduldige Begleiten in diesen anspruchsvollen Zeiten. Unser Dank gilt ferner allen Followern und Kursteilnehmern, die uns täglich zu Antworten, Kursthemen, Podcast-Gesprächen, Recherchen und vielem mehr inspirieren.

Schnell nachgeschlagen

BILDQUELLEN

Die Fotos auf dem Umschlag und im Innenteil stammen von **Heike Schmidt-Röger** mit Ausnahme der folgenden: Africa Studio/Shutterstock.com: 97; Antje Wendel: 158; aslysun/Shutterstock.com: 139; Avelina/Shutterstock.com: 55; David Jalda/Shutterstock.com: 61; Dionisvera/Shutterstock.com: 48; Eliane Zimmermann: 102, 125; Frank Hecker: 51, 52, 60; GoncharukMaks/Shutterstock.com: 69; inacio pires/Shutterstock.com: 45; inerika/Shutterstock.com: 119; Irina Kononova/Shutterstock.com: 64; LAKSHI CREATIVE BUSINESS/Shutterstock.com: 62; LifeCollectionPhotography/Shutterstock.com: 38; Maridav/Shutterstock.com: 14; mauritius images: 8, 41, 42, 50, 54, 57, 58, 66, 68, 85, 144, 148, 152; Melica/Shutterstock.com: 49; mirzamlk/Shutterstock.com: 63; MRizly/Shutterstock.com: 67; Nedim Bajramovic/Shutterstock.com: 43; Olga Miltsova/Shutterstock.com: 56; Orapin Joyphuem/Shutterstock.com: 70; Sunbunny Studio/Shutterstock.com: 115; svetograph/Shutterstock.com: 111; TSViPhoto/Shutterstock.com: 7; Ysbrand Cosijn/Shutterstock.com: 46; yul38885/Shutterstock.com: 44

Vielen Dank an die Hersteller Doris Karadar, Farfalla Essentials, Feeling, Jophiel Aromaöle, Oshadhi, Primavera Life und Wadi für die Unterstützung beim Fotoshooting.

Die Grafiken und Schmuckzeichnungen fertigte **Susanne Junker, red.sign, Stuttgart**.

Impressum

Die in diesem Buch enthaltenen Empfehlungen und Angaben sind von den Autorinnen mit größter Sorgfalt zusammengestellt und geprüft worden. Eine Garantie für die Richtigkeit der Angaben kann aber nicht gegeben werden. Die Autorinnen und der Verlag übernehmen keine Haftung für Schäden und Unfälle. Bitte setzen Sie bei der Anwendung der in diesem Buch enthaltenen Empfehlungen Ihr persönliches Urteilsvermögen ein und ziehen Sie bei starken psychischen Beschwerden einen Arzt zurate. Der Verlag Eugen Ulmer ist nicht verantwortlich für die Inhalte der im Buch genannten Websites.

Anmerkung zur Schreibweise (Gendering): Gendergerechtigkeit und Inklusion sind bei uns gelebte Praxis – bei der Auswahl unserer Themen, bei der Recherchearbeit, in der Gestaltung. Unsere Texte meinen alle. Damit unsere Inhalte jedoch gut lesbar bleiben, verzichten wir in diesem Werk auf die jeweilige Mehrfachnennung oder Anpassung der Schreibweise bestimmter Bezeichnungen an die weibliche, männliche oder diverse Form.

Bibliografische Information der Deutschen Nationalbibliothek
Die Deutsche Nationalbibliothek verzeichnet diese Publikation in der Deutschen Nationalbibliografie; detaillierte bibliografische Daten sind im Internet über http://dnb.d-nb.de abrufbar.

Wollgrasweg 41, 70599 Stuttgart (Hohenheim)
E-Mail: info@ulmer.de
Internet: www.ulmer.de
Projektleitung: Christine Hutschenreuther
Lektorat: Regina Franke
Herstellung: Isabell Scherrieble
Umschlaggestaltung: Anette Vogt, www.redsign.de, Stuttgart
Layout und Satz: Susanne Junker, www.redsign.de, Stuttgart
Reproduktion: time:ray, Jettingen
Druck und Bindung: Westermann Druck, Zwickau
Printed in Germany

MIX
Papier | Fördert gute Waldnutzung
FSC® C110508

ISBN 978-3-8186-1432-4